Gabriele Thür (Hrsg.)

Professionelle Altenpflege

Ein praxisorientiertes Handbuch

SpringerWienNewYork

Gabriele Thür, DGKS
SMZ Floridsdorf Geriatriezentrum

Das Werk ist urheberrechtlich geschützt.
Die dadurch begründeten Rechte, insbesondere die der Übersetzung, des Nachdruckes, der Entnahme von Abbildungen, der Funksendung, der Wiedergabe auf photomechanischem oder ähnlichem Wege und der Speicherung in Datenverarbeitungsanlagen, bleiben, auch bei nur auszugsweiser Verwertung, vorbehalten.

© 2004 Springer-Verlag/Wien

Springer-Verlag Wien New York ist ein Unternehmen von
Springer Science+Business Media
springer.at

Die Wiedergabe von Gebrauchsnamen, Handelsnamen, Warenbezeichnungen usw. in diesem Buch berechtigt auch ohne besondere Kennzeichnung nicht zu der Annahme, dass solche Namen im Sinne der Warenzeichen- und Markenschutz- Gesetzgebung als frei zu betrachten wären und daher von jedermann benutzt werden dürfen. Produkthaftung: Sämtliche Angaben in diesem Fachbuch/wissenschaftlichen Werk erfolgen trotz sorgfältiger Bearbeitung und Kontrolle ohne Gewähr. Eine Haftung des Autors oder des Verlages aus dem Inhalt dieses Werkes ist ausgeschlossen.

Umschlagbild: Gabriele Thür
Satz: Composition & Design Services, Minsk 220027, Belarus

Gedruckt auf säurefreiem, chlorfrei gebleichtem Papier – TCF

SPIN: 10942130

Bibliografische Information der Deutschen Bibliothek
Die Deutsche Bibliothek verzeichnet diese Publikation in der Deutschen Nationalbibliografie; detaillierte bibliografische Daten sind im Internet über http://dnb.ddb.de abrufbar

ISBN-13:978-3-211-40784-4   e-ISBN-13:978-3-7091-6717-5
DOI: 10.1007/978-3-7091-6717-5

Für die Unterstützung und Förderung danke ich

Charlotte Sühs
Hildegard Menner
Gabriele Müllebner
Christian Kinauer und
dem Berufsverband österreichischer Gesundheits- und Krankenschwestern und -pfleger www.boegk.at

Für die liebevolle Begleitung und das Lektorieren danke ich

Gerhard

Konfuzius (551–479 v. Chr.)

„Man fragte Konfuzius einmal, womit er beginnen würde, wenn er ein Land zu verwalten hätte. „Ich würde den Sprachgebrauch verbessern", antwortete der Meister. Seine Zuhörer waren erstaunt. „Das hat doch mit unserer Frage nichts zu tun", sagten sie, „Was soll die Verbesserung des Sprachgebrauchs?"
Konfuzius antwortete: „Wenn die Sprache nicht stimmt, so ist das, was gesagt wird, nicht das, was gemeint ist, so kommen die Werke nicht zustande. Kommen die Werke nicht zustande, so gedeihen Moral und Kunst nicht, so trifft die Justiz nicht. Trifft die Justiz nicht, so weiß die Nation nicht, wohin Hand und Fuß setzen. Also dulde man keine Willkürlichkeit in den Worten. Das ist es, worauf alles ankommt."

In: Zegelin: Sprache und Pflege. 1997; Schering: Sprache gestaltet Wirklichkeit. 2000.

Geleitwort

"Worte haben die Macht, Wirklichkeiten zu gestalten"
(Helene Werner-Robbins).

Der Pflegeberuf ist seit den letzten 15 Jahren durch eine enorme Dynamik im Sinne einer Professionalisierung geprägt. Die Tätigkeit entwickelte sich vom medizinischen Hilfsberuf hin zur Eigenständigkeit der Pflege im Rahmen des Pflegeprozesses, vom ungezielten Bewahren hin zum gezielten Pflegen im Rahmen der Entwicklung moderner Pflegekonzepte und Pflegemodelle und von einer relativen Sprachlosigkeit hin zur sprachlichen Beschreibung und Analyse der Pflege. Gerade die Sprache im Rahmen der Professionalisierung der Pflege weist u.a. auf die Schwierigkeiten des Professionalisierungsprozesses der Pflege hin. Es gibt nach wie vor für selbstverständliche Aufgaben im Beruf unzureichende Beschreibungen bzw. eine „semantische Sprachverwirrung". Studien bzw. Forschungsprojekte zeigen, dass es Pflegenden nach wie vor schwer fällt, u.a. die berufliche Arbeit, d.h. die eigene pflegerische Tätigkeit, in Worte zu fassen. Schnell und konkret werden pflegefremde Aufgaben benannt, wie z.B. Putzen oder das Führen von ärztlichen Dokumenten. Für pflegerische Arbeiten müssen dann Synonyme herhalten, wie z.B. Betreuen, Versorgen und Ähnliches. Die pflegerische Arbeit ist also nicht nur für Außenstehende sondern auch für Pflegende selbst oft unsichtbar, zumindest in verbalen Begriffen. Allerdings, wenn wir nicht benennen können, was wir tun, können wir es auch nicht beherrschen, finanzieren, lehren, erforschen oder zu einem Bestandteil politischer Entscheidungen machen. Es muss daher im Rahmen der Professionalisierung der Gesundheits- und Krankenpflege, insbesondere im Bereich der Langzeitpflege, als zukünftig immer wichtiger werdender Faktor der Gesundheits- und Krankenpflege eine Sprache geben, die die Inhalte der Pflege klar und eindeutig bezeichnet, die etwas kommunizierbar, für alle verständlich, in eindeutiger Begrifflichkeit sichtbar macht. Damit erst wird der so bezeichnete Gegenstand bzw. die Tätigkeit diskursfähig und kann auch eingefordert werden. Darüber hinaus muss es eine Sprache im Außenverhältnis, im öffentlichen Raum geben, die für die Disziplin politisch nutzbar ist.

Möge es den Autoren gelingen, im Rahmen dieses Buches unter anderem die Sprache in der Pflege für die Pflege im Interesse aller weiterzuentwickeln.

Charlotte Staudinger

Vorwort

Die demografische Entwicklung des Alters in Österreich

Einer eher geringfügigen Zunahme der Lebenserwartung bis zum Ende des 19. Jahrhunderts steht in den letzten eineinhalb Jahrhunderten eine dramatische Zunahme gegenüber. Die Gründe dafür sind vielfältig, hängen aber unmittelbar mit der medizinischen Entwicklung und mit den Errungenschaften, welche die sozialen Leistungen betreffen, zusammen. Besonders die Beherrschung der Infektionskrankheiten (Pocken, Pest, Ruhr, Tuberkulose, usw.) und die gesetzliche Verankerung des Anspruches auf Krankenversicherung, Arbeitslosengeld und Urlaub bilden die Basis für ein gesünderes und besseres und damit längeres Leben.

Unter diesen Voraussetzungen ist die Lebenserwartung eines neugeborenen Knaben von 32,7 Jahren im Jahre 1870 auf 74,7 Jahre im Jahre 2000 gestiegen. Die Lebenserwartung eines Mädchens stieg noch kräftiger von 36,2 Jahren im Jahre 1870 auf 80,4 Jahre im Jahre 2000 an.

Unter dieser Voraussetzung hat sich die Lebenserwartung sowohl eines neugeborenen Knaben als auch eines Mädchens seit dem Jahre 1870 mehr als verdoppelt (Tabelle 1).

Tabelle 1. Die Entwicklung der Lebenserwartung eines Neugeborenen in den vergangenen 130 Jahren in Österreich.

	männl.	weibl.
1870	32,7 J.	36,2 J.
1900	40,6 J.	43,4 J.
1930	54,5 J.	58,5 J.
1960	65,4 J.	71,9 J.
1990	72,4 J.	78,9 J.
2000	74,7 J.	80,4 J.

Mit dieser Entwicklung der Lebenserwartung, die in den nächsten Jahrzehnten den Anstieg beibehalten wird, hat sich zwangsläufig auch die Altersgliederung der Bevölkerung verändert und wird sich weiterhin verändern. Fundierte Berechnungen lassen den Schluss zu, dass sich der Anteil der über 60-jährigen Bevölkerung in der Zeit von 1995 bis 2030 beinahe verdoppeln wird (Tabelle 2).

Tabelle 2. Einfluss der Lebenserwartung auf die zukünftige Altersgliederung in Österreich (in Tausend).

	1995		2010		2030	
	männl.	weibl.	männl.	weibl.	männl.	weibl.
bis 15 J.	719	684	628	600	575	550
15–60 J.	2.570	2.497	2.599	2.510	2.263	2.183
60–75 J.	465	612	600	669	885	920
über 75 J.	157	356	232	425	374	564

Die Auswirkungen dieser Entwicklung auf das soziale Gefüge, auf die medizinische Versorgung der multimorbiden älteren Generation, auf die Betreuung des oft behinderten alten Bevölkerungsanteils und auf die Pflege der kranken oder vollständig behinderten, alten Menschen sind nur schwer zu ermessen. Einige Voraussagen lassen sich jedoch durchaus erstellen: Es wird der medizinische Aufwand steigen, es wird die Zahl der pflegebedürftigen Personen steigen und es wird der Pflegeaufwand pro Person zunehmen. Darüber hinaus wird sich auch die Qualität der Pflege den Bedürfnissen alter, behinderter und/oder kranker Menschen anpassen müssen.

Das vorliegende Buch „Professionelle Langzeitpflege" stellt sich aus Sicht der Pflege der Herausforderung, die genannten Themen anzusprechen und auch Lösungsvorschläge für anstehende Probleme anzubieten. Das Aufsuchen offener Fragen und die Besprechung möglicher Antworten stellen jedenfalls die Basis für die altengerechte Bewältigung der dargestellten demografischen Entwicklung dar.

Univ.-Prof. Dr. Karl Heinz Tragl

Inhalt

Einleitung 1

I Pflege- und Betreuungskonzepte 5
  1 Pflegemodelle 7
      1.1 Pflegetheorie 9
      1.2 Pflegemodell 10
  2 Pflegeprozess 14
      2.1 Pflegeanamnese 16
      2.2 Pflegediagnosen 17
      2.3 Die Unterscheidungsformen der NANDA-Pflegediagnosen 17
      2.4 Pflegeziel 19
      2.5 Pflegemaßnahmen 20
      2.6 Evaluierung 20
  3 Pflegestandard 21
  4 Aktivierende und Reaktivierende Pflege 23
      4.1 Aktivierendes Pflegeprinzip 25
      4.2 Reaktivierende Pflege 26
      4.3 Arbeiten mit Biografien 31
  5 Praktische Umsetzung von Aktivierender und
      Reaktivierender Pflege anhand eines Projektes im
      Geriatriezentrum Klosterneuburg 35
  6 Validierende Pflege und deren praktische Umsetzung 51
  7 Basale Stimulation 60
  8 Geriatrisches Assessment 66
  9 Case und Care Management – Ziel und
      Anwendungsmöglichkeit in der extramuralen Betreuung 76
10 Sexualität im Alter – ein Tabu? 79
      10.1 Definition des Begriffes „Tabu" 79
      10.2 Mögliche Ursachen für die Tabuisierung
            der Alterssexualität 80
      10.3 Praxisbezogene Strategien im Umgang mit
            der Sexualität alter Menschen 92
11 Inkontinenz 96
Stimmungsbild einer Pflegeperson der Geriatrie 102

II	Extramurale, teilstationäre und stationäre Betreuungsformen	105
	1 Extramurale Dienste	107
	1.1 Pensionistenklub	114
	1.2 Betreute Seniorenwohngemeinschaften	114
	2 Teilstationäre Betreuung	116
	2.1 Akutgeriatrie/Remobilisation (AG/R)	117
	2.2 Kurzzeitpflege als Betreuungsangebot in Geriatriezentren der Gemeinde Wien	118
	2.3 Urlaubsbetreuung	118
	3 Stationäre Betreuungsformen	120
	3.1 Wiener Pensionisten-Wohnhäuser	120
	3.2 Wohnheime und Pflegeheime	120
	Stimmungsbild einer Pflegeperson in der Geriatrie	122
III	**Rahmenbedingungen für Pflege und Betreuung**	125
	1 Gesundheits- und Krankenpflegegesetz	127
	1.1 Eigenverantwortlicher Tätigkeitsbereich	127
	1.2 Mitverantwortlicher Tätigkeitsbereich	128
	1.3 Interdisziplinärer Tätigkeitsbereich	129
	1.4 Pflegehilfe: allgemeines Berufsbild	129
	2 Patientenanwalt	132
	3 Bundespflegegeldgesetz	134
	4 Sozialhilferecht	138
	5 Sachwalterschaft	142
	6 Personalplanung für Pflegeheime, Geriatrie- und Langzeitpflegebereiche	143
	6.1 PPR-GL	144
	6.2 Arbeitsplatzberechnung, Berechnung der Mindestbesetzung	148
	6.3 PLAISIR®	151
	6.4 Musterauswertung der PPR-GL	153
	7 Gesundheitsförderung und Prävention in der Pflege	163
	Stimmungsbild einer Pflegeperson der Geriatrie	167

Glossar	169
Literatur	175
Autorenverzeichnis	179

Einleitung

Im Jahre 1982 erhielt ich das Diplom für Gesundheits- und Krankenpflege an der Schule Wilhelminenspital (Wien). Als „jungdiplomierte" Krankenpflegeperson begann ich an einer Internen Abteilung zu arbeiten.
„Warm – satt – sauber" war das Pflegemodell, mit dem zu dieser Zeit gearbeitet wurde. Für den Beidienst waren zwei Pflegepersonen vorgesehen, die für die Betreuung von 32 Patienten zuständig waren. Die Stationsschwester begleitete am Vormittag den Arzt bei der Visite und schrieb die Anordnungen in das Visitenbuch. Auch die von den Ärzten angeordneten Therapieänderungen wurden in das Visitenbuch eingetragen. Am Nachmittag wurden diese Änderungen von der Stationsschwester in die Kurven, die beim Bett hingen, eingetragen. Am Nachmittag begleitete die Hauptdienstschwester die Visite und der gleiche Vorgang wiederholte sich. Der Spritzenplan wurde jeden Tag neu geschrieben. Der Suchtgiftbestand wurde am Ende des Dienstes inventiert und ins Berichtbuch eingeschrieben.
Die Tätigkeiten der Pflege wurden nicht dokumentiert oder in sonstiger Weise für andere transparent gemacht. Es war nicht selbstverständlich, dass sich das Pflegepersonal über Ziele in der Pflege und den besondern Umgang mit dem Patienten Gedanken machte. In den letzten Jahren bin ich zu der Erkenntnis gekommen, dass es sich lohnt, sich noch mehr als bisher mit den Veränderungen der Pflegetätigkeit auseinanderzusetzen. In unserer Berufsgruppe entwickelte sich spürbar eine gewisse Selbstständigkeit und die Professionalität nahm immer mehr an Bedeutung zu.
Es wurde immer wichtiger, die Leistungen in der Pflege transparent zu machen, um den Inhalt der pflegerischen Tätigkeit exakt beschreiben zu können.
Zu sagen: „Ich laufe den ganzen Tag auf der Station herum, ich hab den ganzen Tag so viel zu tun", ist mittlerweile zu wenig. Die Pflegedokumentation ist gewachsen. Begriffe wie Pflegeprozess,

daraus resultierend Anamnese, Pflegeplanung wie auch Pflegemodell oder Pflegesystem, werden immer öfter verwendet.

Wir setzen diese Begriffe als Maßstab für unsere Beurteilungen ein und nehmen diese als Grundlage für die Erstellung der Stellenbeschreibungen bei den Mitarbeitern.

Das Gesundheits- und Krankenpflegegesetz (1997) brachte Eigenverantwortlichkeit und damit Selbstständigkeit. Wir haben einen eigenverantwortlichen Bereich erhalten.

Um eine Professionalität zu gewährleisten, müssen diese Begriffe auch verstanden werden. Es muss für jeden Begriff eine einheitliche Erklärung geben, damit es allen im Pflegeprozess involvierten Menschen möglich ist, eine gemeinsame Sprache zu sprechen. In der Medizin versteht man unter dem Begriff „Pneumonie" weltweit ein und dasselbe, nämlich: Lungenentzündung.

Aber was verstehen nun Pflegepersonen unter dem Begriff *„Aktivierende Pflege"*?

Ein kleines Beispiel, das zum Überlegen einladen soll:

Denken Sie an den Begriff „Aluminium".

Bitten Sie eine Kollegin, den Begriff Aluminium zu beschreiben. Sie werden überrascht sein, wie vielfältig und unterschiedlich ein einziger Begriff erklärt werden kann, wie schwierig es ist, hinter diesen Beschreibungen Aluminium zu erkennen.

Dieses Buch soll eine Hilfe sein, einen weiteren Schritt für eine gemeinsame Sprache in der Pflege zu gehen.

Ich hoffe, dass sich meine Erwartungen erfüllen, den Lesern ein Instrument in die Hand geben zu können, mit dem es möglich ist, eine einheitliche Sprache zu verwenden.

Texte, die links und rechts durch eine Linie markiert sind stellen Definitionen, Zusammenfassungen und Erläuterungen dar. Diese sind gedacht, das Lesen aufzulockern und zum Nachdenken anzuregen.

Wenn wir in diesem Buch von Pflegepersonen, Ärzten und auch von Patienten, Bewohnern, Klienten oder Betroffenen schreiben, so ist gemäß dem Gleichbehandlungsgesetz immer die weibliche und männliche Form gemeint.

Viel Vergnügen beim Lesen wünscht Ihnen

Gabriele Thür

I Pflege- und Betreuungskonzepte

In den nachfolgenden Beiträgen werden Pflege und Betreuungskonzepte sowohl im stationären als auch im extramuralen Bereich beschrieben.

Ausgehend von Theorien und Modellen und deren Anwendungsmöglichkeiten wird die praktische Umsetzung erläutert.

Die Beiträge sind ausschließlich von diplomierten Gesundheits- und Krankenpflegepersonen verfasst und sollen den in der Langzeitpflege tätigen Pflegepersonen eine Unterstützung sein.

Die pflege- und betreuungsbedürftige Person wird je nach Autor als Patient, Bewohner, Besucher oder Klient benannt. Wir beließen es bei diesen Termini.

Es wäre aber eine Errungenschaft für die Vereinheitlichung der gemeinsamen Sprache, könnte jede Institution denselben Terminus für die zu betreuende Person verwenden. Die Beiträge im ersten Kapitel nehmen Bezug auf Themen, die in allen Bereichen der geriatrischen Pflege realisiert werden können.

Gabriele Thür

1 Pflegemodelle[1]

Gabriele Thür

Jeder Mensch verwendet im täglichen Leben bewusst oder unbewusst Modelle und Theorien.

Modelle und Theorien ermöglichen es, sich miteinander über die komplexe Wirklichkeit zu verständigen. Diese sind eine „Sprache", in der Menschen miteinander kommunizieren und in der sie die tägliche Praxis erklären, vorhersagen, beschreiben und beurteilen können. Im alltäglichen Sprachgebrauch gibt es eine Reihe von Definitionen des Begriffes „Modell". Die Fülle an Definitionen ist sehr umfassend (anatomisches Modell, mathematisches Modell, Musterbrief, usw. ...). Das Wesentliche an einem Modell ist, dass es ein Thema oder bestimmte komplexe Abläufe, Strukturen oder Systeme vereinfacht darstellt.

Geschichtliche Entwicklung[2]

Aus der wachsenden Frustration über die fehlende Qualität im eigenen Beruf resultierte in den 50er Jahren vor allem in den USA die Entwicklung theoretischer Modelle in der Pflege.

Aus heutiger Sicht kann dieser Zeitpunkt als der Beginn der Emanzipation und Ablösung der Pflege von der Medizin gesehen werden. Die Pflege, kreiert und „gebildet" von Ärzten als wissenschaftlicher, medizinischer Hilfsberuf, hatte sich jahrzehntelang in ihrer beruflichen und inhaltlichen Struktur an das klassisch-naturwissenschaftliche Modell der Medizin angepasst.

Krankheiten oder körperliche Veränderungen werden mittels eines streng rationalen Ursache-Wirkungs-Prinzips, bei dem die Spiritualität oder die Intuition des Behandelnden keine Rolle spielen,

---

[1] Jedelsky, E., 1.Universitätslehrgang (1996–1998). Abschlußarbeit.
[2] vgl. Kruijswijk Jansen, Mostert: Pflegeprozeß. Mosby Ullstein 1997.

erklärt. Nach Descartes[3] folgt das Leben und das Universum strengen Gesetzmäßigkeiten. Descartes Bild wird deshalb auch als das „Mechanistische Weltbild" bezeichnet.

Folgerichtiges Ergebnis des Anpassungsprozesses der Pflege an das kartesianische Menschenbild nach Descartes war die Tätigkeitsorientierte und die Krankheitsorientierte Pflege.

Tätigkeitsorientierte Pflege bedeutet, Pflege vor allem unter dem Aspekt der einzelnen Tätigkeiten, unabhängig vom Patienten, zu sehen, zu lehren, zu lernen und auch auszuführen. Ablauforganisatorisch entspricht diese Orientierung der klassischen Funktionspflege.

Krankheitsorientierte Pflege bedeutet, unabhängig vom Individuum Patient, sich an Krankheitsbildern zu orientieren und daraus die pflegerischen Tätigkeiten zu entwickeln. Im etwas saloppen Sprachgebrauch wird diese Pflege als „Organpflege" bezeichnet.

Zusammen ergaben die Tätigkeits- und die Krankheitsorientierte Pflege ein Medizinorientiertes Modell, nach dem jahrelang Pflege gelehrt, gelernt und durchgeführt wurde, dies, obwohl bereits *Florence Nightingale* (1820–1910) die Krankenpflege unter den Vorzeichen humanistischer Werte gesehen hatte. Dem zu Grunde liegt das humanistische Weltbild, eine philosophische Richtung:

Der Humanismus beschäftigt sich vornehmlich mit dem rechten Umgang und der Förderung menschlicher Werte, wie z.B. der Freiheit. Ein humanistisches Weltbild zeichnet sich etwa durch den Begriff „Mitmenschlichkeit" aus.

Dem Humanismus werden ausdrücklich Werte zugeordnet, die auch für die heutige pflegerische Berufsausübung wesentlich sind:

- Jeder Mensch ist ein Individuum mit einzigartigen Bedürfnissen, Werten und Normen.

---

[3] Rene Descartes (1596–1650), ein französischer Philosoph. Er gründete mit seinem Denken die moderne Wissenschaft, die dem Ursachen- Wirkungs-Prinzip zu folgen hat. Die Medizin macht sich diese Denkweise zu eigen und handelt heute streng nach diesem Prinzip.

- Jeder Mensch wird als körperliche, geistige und soziale Einheit gesehen.
- Jeder Mensch in Not hat das Recht auf Betreuung.

Die Forderungen von *Florence Nightingale* wurden im 19. Jahrhundert geäußert und gingen mit den Forderungen des Humanismus und nach einem von der Medizin unabhängigeren Wissen einher. Es sollte also noch ein ganzes Jahrhundert dauern, bis Pflegende erstmals eigene umfassende Konzepte formulieren und den Wechsel zur Patientenorientierten Pflege einleiten konnten.

1.1 Pflegetheorie

Eine Theorie ist eine geordnete, klare und systematische Artikulation von einer Reihe von Aussagen zu wichtigen Fragen einer Fachrichtung, die so als logisches Ganzes dargestellt werden. Die Theorie ist ein Instrument, um die tägliche Praxis zu erklären und vorherzusagen, wie eine Situation ablaufen wird und wie damit umzugehen ist.

Definition nach **Fawcett**[4] (1984):

„Eine Reihe miteinander in Zusammenhang stehender Begriffe, Definitionen und Annahmen, die eine systematische Sichtweise auf die Phänomene widerspiegeln, indem sie die Zusammenhänge zwischen diesen Variablen präzise wiedergeben".

Modelle und Theorien sind Begriffe, die oft nebeneinander synonym verwendet werden. Sie werden in der Literatur hin und wieder auch miteinander vermengt. Dies ist verständlich, denn ein Modell kann eine Reihe von Theorien enthalten; eine Theorie kann sich eines oder mehrerer Modelle bedienen. Modelle und Theorien sollen Pflegende beim Verstehen, bei der Beschreibung und bei der Vorhersage von Situationen, die sich in unserer Umgebung ereignen, unterstützen.

---

[4] Kruijswijk Jansen, Mostert: Pflegeprozeß. Mosby Ullstein 1997.

1.2 Pflegemodell

> Modelle in der Pflege versuchen Pflege zu definieren, ihre Notwendigkeit und Eigenständigkeit zu begründen sowie Klarheit für Praxis, Lehre und Forschung zu schaffen. Handeln aus Intuition und Erfahrung wird ergänzt durch systematisches Wissen und Begründungszusammenhänge. Pflegemodelle liefern damit eine Hilfestellung und den Rahmen bei der notwendigen Weiterentwicklung der Pflege im Sinne der Professionalisierung.

Modelle sind nicht speziell auf das Gesundheitssystem eines Landes zugeschnitten, allerdings sind sie von gesellschaftlichen und berufspolitischen Entwicklungen beeinflusst und stellen somit einen Spiegel der Zeit und des Anwendungsgebietes dar.

Um die Vielfalt von Pflegemodellen übersichtlich darzustellen, wurden diese nach Ähnlichkeiten der Schwerpunkte zusammengefasst und Überbegriffen zugeordnet.

Aus den verschiedensten Kategorisierungen wird eine der Einteilungen mit ihren typischen Vertretern vorgestellt.

Die amerikanische Pflegewissenschaftlerin *Afaf Meleis* von der Universität von Kalifornien San Francisco, hat die Modelle nach drei Wesensfragen oder Hauptrichtungen eingeteilt.

1) Bedürfnismodelle

Hier stellt sich die Frage: Was tun Pflegende? Die Ausrichtung richtet sich nach den Bedürfnissen des Patienten.

Virginia Henderson
Eine amerikanische Pflegewissenschaftlerin, die den Pflegeberuf nachhaltig beeinflusste. Sie identifizierte 14 Grundbedürfnisse, an denen sich die Pflege orientiert.

1 Pflegemodelle

Dorothea Orem
Ebenfalls eine amerikanische Pflegewissenschaftlerin, die den Menschen als vollständiges und funktionstüchtiges Ganzes beschreibt, mit einer starken Eigenmotivation, für sich selbst zu sorgen. Im Zentrum ihres Modells stehen das Konzept der Selbstpflege und der damit verbundene Begriff des Selbstpflegedefizites.

Nancy Roper
Das Pflegemodell von *Nancy Roper*, einer Schottin, und ihrer Mitarbeiter *W. Logan* und *A. Tiernes*, baut auf ein Lebensmodell auf, das den Alltag in 12 Aktivitäten einteilt. Sie wurde von der Theorie *V. Hendersons* inspiriert.
Das Roper'sche Modell bildet für die Pflegewissenschaft und vor allem für die Pflegepraxis in Deutschland eine maßgebliche Grundlage.

2) Interaktionsmodelle

Wie agieren Pflegende? Die Aufmerksamkeit richtet sich auf die laufenden Interaktionen im Pflegeprozess.

Hilde Peplau
Eine amerikanische Pflegewissenschaftlerin, bei der das „Psychodynamische Modell der Pflege", die zwischenmenschliche Beziehung zwischen Patient und Krankenschwester, das zentrale Thema bildet.

Imogene King
Eine amerikanische Pflegewissenschaftlerin, bei der der Interaktionsprozess im Mittelpunkt steht. Interaktionen sollten nicht als bloßes Reden betrachtet werden, sondern als Zusammenarbeit, für die sehr gute Kommunikationstechniken erforderlich sind.

3) Pflegeergebnismodelle

Warum und mit welchem Ziel verrichten Pflegende ihre Tätigkeit? Die Aufmerksamkeit gilt den Ergebnissen der Betreuung. Die Effizienz und die Effektivität werden betont.

Dorothy Johnson
Die Kernaussage dieser amerikanischen Pflegewissenschaftlerin ist, dass sich Wissenschaft und Technik der Krankenpflege auf den Patienten als Menschen konzentrieren soll und nicht auf die Existenz der spezifischen Krankheiten.
Sie baute die Ergebnisse und Arbeiten von Verhaltenswissenschaft aus der Psychologie, Soziologie und Ethnologie in ihre Theorie ein.

Martha Rogers
Diese amerikanische Pflegewissenschaftlerin wird von ihren Kollegen als eine der originellsten Denkerinnen der Krankenpflege angesehen. Sie sieht den Menschen als Ganzes und seine Umwelt als Energiefeld für den Lebensprozess. Die Wissensgrundlage für ihre Theorie bildeten die verschiedenen Wissenschaften.
Im deutschsprachigen Raum hat die Pflegewissenschaft im Vergleich zu den angelsächsischen Ländern einen jahrzehntelangen Nachholbedarf. Da es bis vor kurzem nicht möglich war, Pflegewissenschaft zu studieren, war auch die Entwicklung pflegerischer Konzepte nicht möglich.
In den vergangenen Jahren wurde nun zunehmend Originalliteratur übersetzt, seitdem hat das Interesse an der Auseinandersetzung mit Pflegetheorie deutlich zugenommen.
Es werden Pflegetheorien und Modelle für die jeweilige Kultur und das entsprechende Gesundheitssystem entwickelt, worin sich die kulturspezifischen Unterschiede spiegeln. Sie lassen sich daher nur sehr begrenzt auf die Pflege im deutschsprachigen Raum übertragen.
In begrenztem Maße kam es jedoch auch bereits im deutschsprachigen Raum zur Theorieentwicklung.

1 Pflegemodelle

Karin Wittneben
Professorin für Erziehungswissenschaft an der Universität Hamburg. Sie bezeichnet ihr Modell der multidimensionalen Patientenorientierung als ein integratives Modell.

Monika Krohwinkel
Krohwinkel ist eine Professorin für Pflege an der Fachhochschule in Darmstadt.
Dem Modell *Krohwinkel* liegen ausgehend beziehungsweise inspiriert von der Struktur *V. Henderson* die 14 Aktivitäten und existentiellen Erfahrungen des Lebens zugrunde.
Ihr Modell ist aus dem wissenschaftlichen Forschungsprojekt „Der Pflegeprozess am Beispiel von Apoplexiekranken" hervorgegangen und befasst sich mit dem ganzheitlich rehabilitierenden Pflegeprozess. Es liegt derzeit noch kein Lehrbuch auf.

Rosette Poletti
Eine Schweizerin, die in Amerika Pädagogik studiert hat und nun wieder in Genf lebt und arbeitet. Als wesentliche Inspirationsquelle ihres Modells nennt sie *C. Roy*.
Poletti sieht den Menschen als dynamisches Ganzes mit körperlichen, seelischen, geistigen und psychosozialen Aspekten. Sie stellt in ihrer Arbeit auch den Bezug zur Umwelt dar.

2 Pflegeprozess[5]

Gabriele Thür

Geschichtliche Entwicklung

Der Pflegeprozess und die Pflegediagnosen (Element des Pflegeprozesses) waren in ihrer historischen Entwicklung immer eng miteinander verknüpft.

Es wurde erstmals 1950 in einer Veröffentlichung von *R. Louise McManus* das Erstellen von Diagnosen als Aufgabe der Krankenpflege beschrieben.

Virgina Frey war es, die 1953 in einer amerikanischen Zeitschrift zum ersten Mal den Begriff „Pflegediagnose" verwendete.

Lydia Hall beschreibt in einem Artikel 1955 erstmals den Pflegeprozess.

Nach einer wechselvollen Geschichte veröffentlichten *Helen Yura* und *Mary Walsh* 1967 das erste Buch über den Pflegeprozess in vier Stufen (Einschätzen, Planen, Umsetzen, Auswerten).

Mary Mundinger und *Grace Jauron* begannen 1975, den Pflegeprozess in fünf Stufen einzuteilen (Einschätzung, Pflegediagnose, Planung, Umsetzung, Auswertung).

In der fünften Konferenz zur Klassifizierung von Pflegediagnosen 1982 kommt es zur offiziellen Gründung der Nordamerikanischen Gesellschaft für Pflegediagnose (North American Nursing Diagnosis Association, kurz NANDA genannt).

Noch heute entwickelt, überprüft und klassifiziert NANDA in Zusammenarbeit mit nationalen und internationalen Fachgruppen Pflegediagnosen.

Die europäische Entwicklung der Pflegediagnose erreichte 1993 einen Höhepunkt mit dem Zusammenschluss von 15 europäischen Nationen zur European Nursing Diagnosis Association (ENDA).

---

[5] Stefan, H., Allmer, F. et al: Praxis der Pflegediagnosen. Wien, Springer Verlag 2000.

2 Pflegeprozess

Eine weitere europäische Vereinigung ist die Association for Comman European Nursing Diagnosis Interventions and Outcomes (ACENDIO). Sie wurde 1995 in Brüssel gegründet.

Dies war ein kurzer geschichtlicher Abriss über die fortwährende nationale und internationale Entwicklung.

Um zu einer patientenorientierten Sichtweise in der Pflege zu gelangen, wurde in Wien im Rahmen des Krankenanstaltenverbundes 1985 begonnen, Elemente aus dem Pflegeprozess sowohl in die Pflegesprache als auch in die Pflegedokumentation aufzunehmen. Mit dem im Jahre 1997 verabschiedeten Bundesgesetz über die Gesundheits- und Krankenpflegeberufe wurde der Pflegeprozess auch gesetzlich verankert.

Pflegedokumentation[6]
§5. (1) Angehörige der Gesundheits- und Krankenpflegeberufe haben bei Ausübung ihres Berufes die von ihnen gesetzten gesundheits- und krankenpflegerischen Maßnahmen zu dokumentieren.
(2) die Dokumentation hat insbesondere die Pflegeanamnese, die Pflegediagnose, die Pflegeplanung und die Pflegemaßnahmen zu enthalten.
(3) Den betroffenen Patienten, Klienten oder pflegebedürftigen Menschen oder deren gesetzlichen Vertretern ist auf Verlangen Einsicht in die Pflegedokumentation zu gewähren.

Eigenverantwortlicher Tätigkeitsbereich
§14. (1) Die Ausübung des gehobenen Dienstes für Gesundheits- und Krankenpflege umfasst die eigenverantwortliche Diagnostik, Planung, Organisation, Durchführung und Kontrolle aller pflegerischen Maßnahmen im intra- und extramuralen Bereich (Pflegeprozess), die Gesundheitsförderung und -beratung im Rahmen der Pflege, die Pflegeforschung sowie die Durchführung administrativer Aufgaben im Rahmen der Pflege.

Der Pflegeprozess setzt sich aus folgenden Schritten zusammen:

---

[6] Gesundheits- und Krankenpflegegesetz – GuKG. MANZsche Sonderausgabe 1998.

1. Pflegeanamnese
2. Pflegediagnose
3. Pflegeziel
4. Pflegemaßnahmen
5. Evaluierung

2.1 Pflegeanamnese

Die Pflegeanamnese ist eine Informationssammlung und bildet den Ausgangspunkt des Pflegeprozesses.
Die Qualität der Informationssammlung ist entscheidend für die Entwicklung des Beziehungsprozesses und des Pflegeprozesses.

> Jede menschliche Begegnung ist Beziehung. Diese Aussage kann als Leitgedanke für die Kommunikation in der Gesundheits- und Krankenpflege verstanden werden.

Der Beziehungsprozess zwischen einzelnen Personen schafft eine vertrauensvolle Atmosphäre, Unsicherheit und Angst können abgebaut werden. Der alte Mensch fühlt sich als gleichwertiger Mensch ernst genommen. Durch die Zuwendung und menschliche Wärme kann die aktive Mitarbeit des Menschen erreicht werden.
Mittels der Anamnese werden alle relevanten Patienten/Klientendaten sowie Ressourcen, Probleme, Bedürfnisse und Gewohnheiten erhoben. Als Informationsquelle können die direkte Beobachtung sowie spontane Äußerungen von Bewohnern oder Angehörigen/Vertrauenspersonen herangezogen werden. Als indirekte Informationsquelle kann man schriftliche Unterlagen, Aussagen des Arztes oder die Auskunft von Drittpersonen, wie z.B. Sachwalter, nützen.
Es gibt subjektive Informationen, die Ansichten des Betroffenen wiedergeben, oder objektive Informationen, diese sind messbare Daten wie Größe und Gewicht.

2.2 Pflegediagnosen

Im zweiten Schritt des Pflegeprozesses kommt es zur Analyse und Interpretation der erhobenen Daten der Pflegeanamnese, und dadurch zur Identifizierung von Pflegediagnosen.

Definition

Eine Pflegediagnose ist eine klinische Beurteilung der Reaktionen von Einzelpersonen, Familien oder sozialen Gemeinschaften auf aktuelle oder potentielle Probleme der Gesundheit oder im Lebensprozess. Pflegediagnosen liefern die Grundlagen zur Wahl von Pflegehandlungen und zum Erreichen erwarteter Pflegeziele, für welche die Pflegeperson die Verantwortung übernimmt.
Definiert nach NANDA (North American Nursing Diagnosis Association) (1990).

2.3 Die Unterscheidungsformen der NANDA-Pflegediagnosen

Aktuelle Diagnose

Es werden die aktuellen Reaktionen des Patienten auf Gesundheitsprobleme oder Lebensprozesse beschrieben. Sie sind dreiteilig, das heißt, sie bestehen aus dem **Problem**, den **Ursachen/Ätiologie** und den **Merkmalen/Symptome**.

z.B.: **Problem** – körperliche Mobilität beeinträchtigt
Ursache/Ätiologie – Schwäche der linken unteren Extremität
Merkmal/Symptome – verminderte Muskelkraft

Hoch-Risiko-Diagnosen

Sie beschreiben die Reaktionen, die sich bei anfälligen Patienten entwickeln können. Sie sind zweiteilig, das heißt, sie bestehen aus dem **Problem** und den **Risikofaktoren**.

z.B.: **P**roblem – Flüssigkeitsdefizit
Risikofaktor – übermäßiger Verlust durch Verbrennung

Wellness- oder Gesundheitsdiagnosen

Diese beschreiben, welche Fähigkeiten und Ressourcen der Patient einsetzen kann, um sein Wohlbefinden wiederzuerlangen.

z.B.: Problem – Nahrungsaufnahme, verändert, mehr als der Körperbedarf
Ressource – geäußerter Wunsch des Patienten nach einer verbesserten Fitness.

Syndromdiagnosen

Bestehen aus einem Bündel von aktuellen und Hoch-Risiko-Diagnosen, die bei einer bestimmten Situation oder einem bestimmten Ereignis zusammentreffen.

z.B.: Inaktivitätssyndrom, hohes Risiko:

- Pflegediagnose Hautzustand, beeinträchtigt, hohes Risiko
- Obstipationsgefahr
- Gewebedurchblutung, verändert, hohes Risiko
- Aktivitätstoleranz
- Machtlosigkeit
- Sinneswahrnehmung verändert, hohes Risiko

Ob nun Pflegediagnosen aus NANDA genommen oder frei formuliert werden, macht keinen Unterschied beim Erheben der erforderlichen Daten.
Die Anzeichen, Symptome, Stärken und Schwächen werden erfasst und die sich daraus ergebenden Pflegediagnosen niedergeschrieben.
Es ist oft schwierig, die Symptome zu erkennen. Meist handelt es sich um multimorbide Menschen, die ihre Probleme nur schlecht oder gar nicht verbalisieren können.

Die Beobachtung des alten Menschen ist ein wichtiges Instrument, um eine Pflegeplanung zu erstellen.

Pflegediagnosen aus der Biografie abzuleiten, ist ein Prozeß, der in der geriatrischen Pflege oft bei reaktivierender Pflege, aber auch bei der Aktivierenden Pflege zu einer deutlichen qualitativen Verbesserung für den alten Menschen führen kann.

Eine Möglichkeit gemeinsam zu lernen ist, sich mit anderen Pflegepersonen über erstellte Pflegediagnosen auszutauschen. Es kommt oft zu einer Voreingenommenheit, Vorurteile sind rasch gefasst. All dies kann zur Erstellung einer falschen Pflegediagnose führen.

Zu bedenken ist auch, dass es bei der Bearbeitung mancher Pflegediagnosen für den Erfolg erforderlich ist, andere Berufsgruppen mit einzubeziehen.

- **Pflegediagnosen bezeichnen menschliche Reaktionen auf aktuelle oder potentielle Gesundheitsprobleme**
- **Pflegediagnosen sind den Pflegepersonen rechtlich vorgeschrieben**
- **Pflegediagnosen beschreiben physiologische Probleme, die von Pflegepersonen in einer interdisziplinären Zusammenarbeit behandelt werden**
- **Pflegediagnosen können sich jederzeit durch Veränderung des Reaktionsmusters beim Patienten ändern**

2.4 Pflegeziel

Ist die Pflegediagnose erstellt, geht es darum, ein Pflegeziel mit eventuell nötiger Zeitgrenze festzuhalten. Das Pflegeziel und auch die verbundenen Maßnahmen werden unter Miteinbeziehung von Bewohnern und auch in Einzelfällen mit deren Vertrauensperson besprochen und geplant. Eine Grundvoraussetzung, das vereinbarte Ziel zu erreichen, ist die partnerschaftliche Wertschätzung zwischen Pflegepersonal, Patienten, Klienten und Vertrauenspersonen. Das erwünschte Pflegeergebnis ist im letzten Schritt des Pflegeprozesses zu evaluieren. Daher ist es wichtig, sich Ziele und Zeitgrenzen zu setzen, die sowohl für den Betroffenen als auch für die Betreuenden erreichbar sind.

2.5 Pflegemaßnahmen

Bei der Umsetzung der Maßnahmen setzt die Pflegeperson sämtliche Fertigkeiten, Kenntnisse und Erfahrung ein, um in Zusammenarbeit mit den Patienten das geplante Pflegeziel zu erreichen.

2.6 Evaluierung

Der letzte Schritt ist die Evaluation des Pflegeprozesses. In der Phase der Pflegeevaluation werden der Zustand des Patienten sowie die erwarteten Pflegeergebnisse einer Überprüfung unterzogen. Nur so kann die Pflegeperson feststellen, inwieweit die geplanten Pflegeergebnisse erreicht wurden.

Die Erkenntnisse der Evaluation können einen neuerlichen Ausgangspunkt für den Pflegeprozess bilden.

3 Pflegestandard

Gabriele Thür

Definition

Normalmaß, Richtschnur, herkömmliche Norm; Qualitäts- oder Leistungsniveau.

Das als Terminus der Kaufmannssprache seit dem 19. Jahrhundert allgemein übliche Fremdwort ist aus dem gleichbedeutenden englischen Wort „standard" entlehnt. Die eigentliche Bedeutung des englischen Wortes ist „Standarte, Fahne". Danach erfolgte die Übertragung etwa im Sinne von „Festgelegtes, Vorgeschriebenes".

Standards sind Hilfsmittel, um die Pflege auf professioneller Basis darzustellen. Sie ermöglichen die Vergleichbarkeit und sind ein Instrument der Pflegequalitätssicherung.

Sie können in einer Institution intern festgelegt werden, aber auch extern formuliert werden, wobei externe Standards nicht auf individuelle Verhältnisse eingehen können.

Auszug aus dem Bundesgesetzblatt: Ausgegeben am 16. April 2002 60. Vereinbarung gemäß Art. 15a B-VG über die Neustrukturierung des Gesundheitswesens und der Krankenanstaltenfinanzierung samt Anlage (NR: GP XXI RV 395 AB 410 S. 52. BR: AB 6287 S. 671.).

Artikel 6
Qualität im österreichischen Gesundheitswesen
(2) Im Rahmen der Strukturkommission sind bundeseinheitliche Grundsätze festzulegen und Vorgaben für die Vorgangsweise bei der Umsetzung sowie ein Zeitplan für die Umsetzung zwischen den Vertragspartnern einvernehmlich und verbindlich zu vereinbaren. Die Strukturkommission hat insbesondere auch dafür zu sorgen, dass auf den Gebieten

1. *Informationen und Qualitätsberichterstattung,*
2. *Förderungsmaßnahmen und Anreizmechanismen,*
3. *Leitlinien, Richtlinien und Standards,*

4. Qualitätsmessung und Qualitätsevaluierung (laufendes standardisiertes Qualitätsmonitoring),
5. Qualitätsorientiertes Schnittstellenmanagement,

die erforderlichen Aktivitäten unternommen werden.

Der Wiener Krankenanstaltenverbund hat 2002 Rahmenstandards erstellt. Diese sollen als organisationsweite Richtlinie dienen, sodass die pflegerischen „Grundpfeiler" im Betreuungsprozess gleichwertig gehandhabt werden können.
Welche Aufgaben sollte ein Standard erfüllen?[7]

1. Er muss erreichbar sein.
2. Die Leistungen und die daraus folgende Qualität müssen extern und intern sichtbar sein.
3. Er muss relevant für die Gesundheits- und Krankenpflege sein.
4. Eine Beeinflussbarkeit durch Verhalten bedeutet, dass das Ergebnis durch Änderungen von Maßnahmen beeinflusst werden kann.
5. Standards haben Gültigkeit. Sie basieren auf gesichertem Erfahrungswissen.

Erstellte Standards gehören in regelmäßigen Abständen anhand von aktuellem Fachwissen und wissenschaftlicher Erkenntnisse überprüft und weiterentwickelt.

---

[7] Rahmenstandards für den Bereich Gesundheits- und Krankenpflege im Unternehmen Wiener Krankenanstaltenverbund 2002.

4 Aktivierende und Reaktivierende Pflege

Hildegard Menner

Professor Erwin Böhm hat durch seine Forschungsarbeit wesentlich dazu beigetragen, die bis dahin vorherrschende verwahrende (warm – satt – sauber) Pflege abzulösen.

> **„Warm – satt – sauber"**
> Hier werden von der Pflegeperson die Aktivitäten des täglichen Lebens der zu betreuenden Person ohne zu hinterfragen übernommen. Der alte Mensch hat ausreichend Nahrung, ist sauber gewaschen und gekleidet, er erleidet physisch keinen Schaden.

Problematik aus Sicht der Patienten

Das Grundproblem liegt in der Form der Betreuung.
Nicht der Mensch steht im Mittelpunkt, sondern eine auf „Verwahren" und „Erhalten" der Lebensfunktionen ausgerichtete Organisation. Der Mensch in seiner Gesamtheit wird nicht wahrgenommen.[8]
Die täglichen Verrichtungen der Patienten werden gänzlich vom Betreuer übernommen, die Vorstellungen und die Adaptionszeit vom Betreuten finden keine Berücksichtigung.
(Adaptionszeit ist die Zeit von der Aufforderung zu einer Handlung bis zur Reaktion darauf. Es ist die Zeit, die wir brauchen um einen Reiz wahrzunehmen und darauf zu reagieren).[9]
Diese kompensatorische Pflege führt zur anwachsenden Pflegebedürftigkeit und zu steigendem Pflegeaufwand. Die Abhängigkeit bewirkt ein Gefühl der Wertlosigkeit. Der alte Mensch sieht keinen Sinn mehr im Leben, alles was er konnte und noch gerne machen würde, darf er nicht. Eine Form der Äußerung ist eine mögliche

---

[8] vgl. Reimann, H: Das Alter, Einführung in die Gerontologie. Stuttgart 1983, S.110.
[9] Pell, M.: Das Pflegemodell nach Böhm. 8 13.12.2002 http://www.thema-altenpflege.de/pinwand/boehm.htm, S. 3.

Aggression gegenüber den betreuenden Personen. Schließlich resigniert er, lässt die Betreuer gewähren und gelangt so in ein noch größeres Abhängigkeitsverhältnis, da in kurzer Zeit die noch vorhandenen Fähigkeiten verlernt werden. Diese Pflegeform bewirkt neben der physischen Abhängigkeit auch eine psychische Verwahrlosung, die dazu führt, dass sich die Patienten letztlich ganz in sich zurückziehen. Es gibt keine Wünsche und Träume mehr. Diese vollkommene Teilnahmslosigkeit bewirkt, dass Gespräche nur mehr auf Initiative der Betreuer möglich sind.

Problematik aus der Sicht der Betreuer

Das Betreuungsprinzip „warm – satt – sauber" ist auch für die Betreuer unbefriedigend.

Starre Tagesabläufe, Funktionspflege (Pflege nach Funktion, keine ganzheitliche Sicht), fehlende zeitliche und personelle Freiräume, wenig Wissen über alte Menschen, mangelhafte Dienstübergabe, wenig Flexibilität der Pflegekräfte, nur auf das Notwendigste beschränkte Dokumentation, keine Ziele und schlussendlich fehlende Planung bewirken selten Erfolgserlebnisse und führen zu Monotonie und Demotivation beim Personal.
Diese Betreuungsform stellt eine zunehmende Unterforderung dar. Schematisiertes Arbeiten steht vor Kreativität und Versorgung vor Betreuung. Meist findet die Suche nach einem Ausweg in zwei Varianten ihren Niederschlag. Die Mitarbeiter steigen aus und verlassen die Organisation oder sie vollziehen die innere Kündigung.[10] Die geriatrische Pflege ist somit frustrierend, da der eigentliche Sinn unseres „Tuns" nicht erkennbar ist.[11]

---

[10] vgl. Langmeier, J.: Auswirkungen des Reaktivierenden Pflegeprinzips auf Patienten in der Langzeitbetreuung. Unveröffentlichte Hausarbeit, WU Wien 1995.
[11] vgl. Böhm E.: Ist heute Montag oder Dezember? Erfahrungen mit der Übergangspflege, 5. Aufl. Bonn, Psychiatrie-Verlag 1996, S. 9–10.

4 Aktivierende und Reaktivierende Pflege

4.1 Aktivierendes Pflegeprinzip

Aktivierende Pflege ist ein Pflegeansatz, dessen Ziel die weitgehende Unabhängigkeit der Bewohner von der Betreuungsperson ist.

Es wird versucht, die Eigenständigkeit und Eigenverantwortlichkeit des Menschen zu erhalten. „Hilfe zur Selbsthilfe" heißt, dass der Betroffene Defizite mit Unterstützung des Betreuers durch Beratung, Anleitung und Unterstützung zu überwinden und auszugleichen lernt.

Alle Maßnahmen werden im Betreuungsplan Pflegedokumentation) festgelegt, der, unabhängig von der Berufsgruppe, von allen Personen, die mit dem Bewohner in Beziehung stehen, umgesetzt wird.

Für das Gelingen ist es notwendig, die Patienten vollständig in den therapeutischen Prozess zu integrieren. Die aktivierende Pflege muss deshalb auf die jeweilige Situation abgestimmt werden.

Aktivierung ist nur bei psychisch gesunden Menschen möglich. Diese müssen hören, fühlen und verstehen können, was die Betreuerin sagt – eine kognitive Erreichbarkeit ist notwendig.

Laut *Böhm* werden Pflegeimpulse gesetzt, die den geistig mobilen Menschen nicht hindern, das zu tun was sie können und möchten, auch wenn diese Tätigkeiten dann länger dauern, z.B. Frisieren, Rasieren, Waschen… Die betagten, psychisch unauffälligen Menschen müssen noch ausreichend Speicher im Kurzzeitgedächtnis haben, um auf der Gesprächsebene erreichbar zu sein![12]

Aktivierung bedeutet:

1. Patienten von verschiedenen Handlungen nicht abhalten, z.B. sich selbst anzukleiden, auch wenn es länger dauert.

---

[12] vgl. Böhm, E.: Psychobiographisches Pflegemodell nach Böhm, Band I: Grundlagen. Wien München Bern, Maudrich 1999, S.112–284.

2. Bei allen Aktivitäten, die der Patient nicht selbst durchführen kann, ist Anleitung zu geben, der Betreuer übernimmt nur solche Tätigkeiten völlig, wo keine Aktivierung möglich ist.

Die Begrifflichkeit wird oft missverstanden.

> Aktivierende Pflege bedeutet nicht nur Mobilisation, sondern vielmehr, dass die größtmögliche Unabhängigkeit erreicht wird.[13]

Die Haltung der Pflegeperson ist bei der Umsetzung wesentlich. Dem alten Menschen soll das Gefühl der Begleitung vermittelt werden und nicht das Gefühl der Abhängigkeit.[14]

Grundsätze

- Motivation durch Erkennbarmachung von Sinn und Zweck
- Beratung, Anleitung und Begleitung durch das multiprofessionelle Team
- Ressourcen gemeinsam mit Bewohner erkennen und fördern
- Unterstützung zur Wiedererlangung eines positiven Selbstwertgefühles
- Beobachtung und Korrektur des Pflegeprozesses
- gemeinsam mit dem Menschen tätig werden[15]

4.2 Reaktivierende Pflege

Böhm weist uns mit diesem psychobiografischen Pflegemodell den Weg von der „Verwahrungspflege" zu einer „reaktivierenden Seelenpflege".

---

[13] vgl. Böhm, E.: Verwirrt nicht die Verwirrten. Neue Ansätze geriatrischer Krankenpflege, 9. Aufl. Bonn, Psychiatrie Verlag 1996, S.136–138.

[14] vgl. Verfasser unbekannt Aktivierende Pflege (10.1.2002) http://www.alfeld.de/home/altenpflege/akt.htm, S. 1.

[15] Amrhein, Ch.: Allgemeine Pflege – Aktivierende Pflege. http://www.themaaltenpflege.de/pflege/indiakri.htm

4 Aktivierende und Reaktivierende Pflege

Er beschreibt Reaktivierende Pflege als *„Helfen mit der Hand in der Hosentasche": Fördern durch Fordern*.

> Reaktivierende Pflege ist ein Impuls zur Wiederbelebung der Altersseele.

Die Wiederbelebung der Seele erfolgt auf Grundlage ihrer speziellen Psychobiografie, zuerst wird die Seele wiederbelebt, dann der Körper.
Lebenstrieb und Lebensinteresse werden geweckt.
Reaktivierende Pflege heißt, wieder aufrufen, was einmal aktive Funktion war. Der alte Mensch wird dort abgeholt, wo er gerade steht. Das Alter verläuft regredierend. Prof. *Erwin Böhm* unterscheidet 7 Erreichbarkeitsstufen, welche den dementiellen Abbaustufen der WHO entsprechen. Es sollen nur gewohnte Abläufe und bekannte Handlungen von dem Betroffenen verlangt werden.
Alter ist ein regredierender Prozess der Seele, der Mensch fällt in die Prägungsphänomene der ersten 25 – 30 Jahre zurück, daher ist es notwendig, den psychobiografischen Hintergrund zu erforschen und zu beachten. Die psychobiografische Pflege nach Böhm berücksichtigt uralte Gewohnheiten und die Art, wie der Mensch sein Leben bewältigt hat.[16]

Ziel

Wiederbelebung der Altersseele: *Nur der Mensch, der seelisch lebt, bewegt auch (freiwillig) seine Beine*.
Wer kein Ziel hat, findet auch keine Motivation das Bett zu verlassen, sich zu waschen und anzuziehen.

---

[16] vgl. Böhm, E.: Psychobiographisches Pflegemodell nach Böhm, Band I: Grundlagen. Wien München Bern, Maudrich 1999, S. 281.

Erreichbarkeitsstufen

1. Sozialisation: entspricht der Erwachsenenstufe. Hier befinden sich Menschen, die noch ein kognitives Gespräch zulassen.
2. Mutterwitz: Entwicklungsstufe der Jugendlichen. Böhm versteht darunter die Form des Volkstums, nach der man spricht.
3. Seelische soziale Grundbedürfnisse: die singuläre Biografie ist von Bedeutung, um den Menschen zu verstehen. Es ist wichtig zu wissen, dass jeder Mensch seine Bedeutung im Leben hat. Impulssetzung muss in dieser Stufe so erfolgen, dass keine geistige und körperliche Überforderung erfolgt.
4. Prägungen: sind wiederholende eingespielte Verhaltensnormen, Rituale, die Sicherheit geben, vieles, was wir als Kind erlebt und erlernt haben.
5. Triebe: Triebwünsche, Tagträume und Phantasien sind Kräfte, die uns am meisten bewegen. Hier ist wichtig zu wissen, was man dem jeweiligen Menschen zumuten kann. „Fördern durch Fordern": Mitgestalten – der Mensch muss darauf reagieren – daran ist erkennbar, ob die Anforderung stufengerecht ist.
6. Intuition: entspricht der Stufe vom Säugling zum Kleinkind. Märchen, Aberglaube und religiöse Bilder spielen eine große Rolle.
7. Urkommunikation: entspricht der Stufe des Säuglings. Die emotionale Erreichbarkeit muss abgestimmt sein.

Menschen in Stufe eins und zwei können mittels Aktivierender Pflege erreicht werden.

Demente Menschen fallen in eine tiefere Stufe der Erinnerung, hier kann mit Reaktivierender Pflege die Seele wieder belebt werden und durch fördernde Maßnahmen die Lebensqualität verbessert werden. Ist eine Reaktivierung aufgrund pathologischer Abbauprozesse nicht mehr möglich, so kann zumindest symptomlindernd gepflegt werden.[17]

---

[17] vgl. Prell, M.: Das Pflegemodell nach Böhm (13.12.2002). http://www.thema-altenpflege.de/pinwand boehm.htm, S. 4.

4 Aktivierende und Reaktivierende Pflege

Reaktivierende Pflege – ist fachspezifische Pflegeforschung, die vor jede somatische Mobilisation und Aktivierungspflege die Reanimation der Seele setzt.[18]

Grundlagen der Reaktivierenden Pflege
- Menschen so akzeptieren, wie sie sind
- überzeugte Betreuer, die selbst glauben, dass durch dieses Pflegekonzept die Lebensqualität der Betroffenen verbessert wird
- Betreuer müssen die Zeitgeschichte der Patienten kennen[19]
- Prägung

Bei alten Menschen ist das Verhalten nicht beeinflussbar, sie sind geprägt.

Bei Patienten mit hirnorganischen Veränderungen ist ein Einstieg nur über die emotionale Pflege möglich. Wir müssen seine Prägungsmuster verstehen, um die Reaktivierung auf ihn abstimmen zu können.

Böhm beschreibt folgende Prägungsmerkmale

a) Generationsspezifische Prägungsmuster

Autoritätsdenken

Dieses Verhaltensmuster liegt in der Erziehung. Worte wie: „Wenn ein Erwachsener etwas zu dir sagt, so red nicht zurück", haben die Menschen so geprägt, dass sie ein ganz geringes „Ich-Bewußtsein" haben.

Das Betreuungspersonal erzeugt bereits mit seiner Dienstkleidung bzw. Uniform Respekt.[20]

---

[18] Prell, M.: Das Pflegemodell nach Böhm S. 3-4von8 (13.12.2002). http://www.thema-altenpflege.de/pinwand/boehm.htm

[19] vgl. Böhm, E.: Verwirrt nicht die Verwirrten. Neue Ansätze geriatrischer Krankenpflege (9.Auflage). Bonn, Psychiatrie Verlag 1996, S.164.

[20] vgl. Böhm, E.: Ist heute Montag oder Dezember? Erfahrungen mit der Übergangspflege (5.Auflage). Bonn, Psychiatrie Verlag 1996, S. 18–19.

Geringe Verbalisierbarkeit
In der Jugendzeit der „älteren Generation" wurde der Schulbesuch nicht gefördert, sondern im Gegenteil, auf ein geringes Maß reduziert. Besonders bei Mädchen beschränkte er sich auf die Grundschule. Wichtiger als Bildung war es zu jener Zeit, körperliche Arbeit bewältigen zu können. Wissen und ein großer Wortschatz waren nicht gefragt. Es wurde in einfachen Worten gesprochen. Komplizierte Wörter und besonders Fremdwörter verunsichern die Menschen. Sie sollen nach Möglichkeit nicht verwendet werden, da sonst ein Vertrauensaufbau scheitern könnte. Der Pflegende soll mit dem zu Betreuenden in einfachen Worten und kurzen Sätzen ein Gespräch führen.

Stille Leiden
Durch das entbehrungsreiche Leben und die schwere Jugend, bedingt durch den Krieg, sind alte Menschen gewohnt zu leiden, ohne dies dauernd anzusprechen. Die Pflegeperson muss mit viel Einfühlungsvermögen darauf achten, dass so wenig wie möglich gelitten wird.

Eigentumsdenken
Die schwierigen Bedingungen, sich einen eigenen Lebensraum bzw. Wohnung zu schaffen, bewirken eine sehr enge Bindung an das Eigentum. Dies bringt mit sich, dass sich der alte Mensch sehr schwer von seinem Eigentum trennt.
Die Bezeichnung „Gerümpel" durch die Betreuer wirkt sich daher sehr negativ auf eine vertrauensvolle Beziehung aus.

b) Individuelle Prägung

Sammeltrieb
Aufgrund der Erinnerungen an die entbehrungsreiche Kindheit und Jugend durch das Altgedächtnis neigen die Leute dazu, alles was man hat, vor anderen zu schützen.

4 Aktivierende und Reaktivierende Pflege

Wohnungsneurotiker
Er geht nie aus der Wohnung. Er wird sich an keinerlei Aktivitäten außerhalb der Station beteiligen.

Berufsgeprägte
Spricht am liebsten über seine Tätigkeit im Berufsleben. Der Bewohner will von Menschen betreut werden, mit denen er über seine Vorlieben reden kann.

Der zur Verwahrlosung neigende Mensch
Für ihn ist Körperpflege lästig und unangenehm. Er hat auch eine Abneigung gegen die Toilette.[21]

4.3 Arbeiten mit Biografien

Über die Lebensgeschichte der zu Betreuenden Bescheid zu wissen, ist in der Langzeitpflege von wichtiger Bedeutung (siehe auch I. 4.2 Grundlagen der Reaktivierenden Pflege).
Die Biografie gliedert sich in folgende Abschnitte:

Individuelle Biografie
Sie ist bei der Reaktivierenden Pflege wichtig. Sie besteht vorwiegend aus den „Gschichterln" des Lebens und den sich daraus ergebenden Verhaltensmustern.
Die individuelle Biografie ist sehr wertvoll, der Mensch hat sie erlebt und regional verarbeitet, sie gibt Kraft zum Weiterleben.
Mit der Erhebung können Symptome, die z.B. in der Jugend ihren Ursprung haben, erkannt werden. Sie kann als Reaktivierungsprogramm aufgestellt werden.
Es ist auch von der Biografie abhängig, wie jemand seine Krankheit verarbeitet. Zum Beispiel wird jemand, der sein Leben lang viel gelesen hat, auf eine Sehbehinderung depressiv reagieren.[22]

[21] vgl. Böhm, E.:Ist heute Montag oder Dezember? Erfahrungen mit der Übergangspflege (5.Auflage). Bonn, Psychiatrie-Verlag 1996, S. 50–51.
[22] vgl. Böhm, E.: Verwirrt nicht die Verwirrten. Neue Ansätze geriatrischer Krankenpflege. (9. Auflage). Bonn, Psychiatrie Verlag 1996, S. 129–130.

Regionale Biografie
Das Wissen über die regionale Herkunft ermöglicht ein besseres Verständnis für individuelle Gewohnheiten, Werte und Bedürfnisse. Die „Bräuche", mit denen der alte Mensch aufgewachsen ist, formten ihn. Zum Beispiel haben Leute vom Land andere Gewohnheiten bei der Auswahl ihrer Kleidung als Menschen aus der Stadt.[23]

Historische Biografie
Dabei geht es um jene Zeit, in der der Mensch geprägt wurde. Das war für viele Patienten die Kriegszeit oder die Nachkriegszeit. Ganz vereinzelt werden von uns auch Menschen betreut, die noch die Monarchie erlebt haben.
Um die Menschen verstehen zu können, ist es für die Betreuer notwendig, dass sie über den geschichtlichen Hintergrund der Prägungszeiten Bescheid wissen.

Fragen zur Biografie

- wo und wann geboren
- wo wurde die Jugend verbracht
- Angaben zur Familie – Größe – Atmosphäre – Gefüge
- Geschwisterreihe
- Beruf und Prägungszeit
- Schicht, Milieu, Wohnen, Hobbys, Wohngegend
- was war in der Prägungszeit besonders schön, besonders schlimm
- Ehe, Kinder
- Lebensschicksale

Damit auch die Emotionen erzählt werden, muss der alte Mensch vor der Erhebung der Biografie „geweckt" werden.

---

[23] vgl. Böhm, E.: (1996) Verwirrt nicht die Verwirrten Neue Ansätze geriatrischer Krankenpflege, 9. Aufl. Bonn, Psychiatrie Verlag 1996, S. 167.

Fotoalben, Ansichtskarten, aber auch Fragen zu bestimmten Bereichen, wie z.B. zu Kochrezepten, sind ein guter Einstieg für solche Gespräche.²⁴

Differentialdiagnostischer Ausgang

> Der differentialdiagnostische Ausgang dient in erster Linie zur Abklärung der Frage, wie sich der Betroffene in seiner Wohnung verhält.

Dieses Vorgehen wurde von *Prof. Erwin Böhm* 1985 mit der Einführung der Übergangspflege in der Psychiatrie (wird hier nicht beschrieben) erstmals durchgeführt.

Zu Hause wird abgeklärt, wie sich der alte Mensch in seiner Wohnung zurechtfindet (kann der Patient allein das WC aufsuchen, den Herd bedienen, die Wohnungstür auf- bzw. zusperren?).

Dieser Ausgang ist ein ernstzunehmender Vorgang, da alle Sinne der Patienten angesprochen werden.²⁵

Probleme bei der Umsetzung Aktivierender und Reaktivierender Pflege

Dass die Betreuungsperson den aktivierenden Ansatz auch dauerhaft umsetzt, ist gar nicht so leicht.

Von Seiten der Angehörigen stößt dieses Betreuungsprinzip bisweilen auf Ablehnung. Der Grund dafür liegt in der Angst vor der Ungewissheit, ob diese Betreuungsform auch gut ist. Diese Angst entsteht in erster Linie durch Informationsmangel. Gewissenskonflikte, die Betreuung nicht selbst übernommen zu haben, sind besonders für Frauen, geprägt durch ihr Rollenbild, oft ein Grund für die ablehnende Haltung. Außerdem widerspricht diese Pflegeform dem „Bild" der Betreuer, das in der Öffentlichkeit von einer „guten

---

[24] vgl. l. Prell, M.: Das Pflegemodell nach Böhm. (13.12.2002). http://www.thema-altenpflege.de/pinwandboehm.htm, S. 6–8.

[25] vgl. Böhm, E.: Ist heute Montag oder Dezember? Erfahrungen mit der Übergangspflege, 5. Aufl. Bonn, Psychiatrie Verlag 1996, S. 99.

Pflegeperson" vorherrscht, nämlich aufopfernd dem alten Menschen alle Tätigkeiten abzunehmen.

Bei Pflegepersonen ist auch noch das „Helfersyndrom" ausgeprägt. Ihre Motivation, „alte Menschen zu betreuen," bewirkt, dass Aspekte der Aktivierenden Pflege oft nicht beachtet werden. Auch liegen Probleme für Betreuer oft in ihrer eigenen Prägung, z.B. wird nicht perfektes Ankleiden von den Betreuern nicht verkraftet, wenn sie in der eigenen Biografie Ordnung zu ihrem obersten Prinzip erklärt haben. Ein weiterer Hinderungsgrund waren die strukturellen Bedingungen und die Einstellung des Pflegepersonals: „Ich habe die letzten 20 Jahre so gearbeitet, warum soll ich mich jetzt umstellen?"

Maßnahmen zur Problemvermeidung

- ganzheitliche Betreuung: orientiert sich am individuellen Menschen, an seinen Bedürfnissen und seinem Befinden, er wird als Einheit von Leib, Seele und Geist betrachtet.
- beinhaltet die Einbeziehung des Betroffenen bezüglich Aufklärung und Information.[26]
- Information an Vertrauenspersonen über das Ziel der Betreuungsform bei der Aufnahme und während des gesamten Aufenthaltes ihrer Angehörigen.
  Einzelgespräche und Informationsabende
- Schulung für die Betreuer: eine Umstellung vom herkömmlichen Pflegeprinzip ist nur mit begleitender Schulung möglich. Neben dem Wissen über den theoretischen Hintergrund ist die Anleitung in der Praxis für den Erfolg von Bedeutung.

Dies ist nur ein kleiner Ausschnitt über Aktivierende und Reaktivierende Pflege und ist natürlich nicht vollständig.
Wesentlich mehr Information über diesen Inhalt ist den Büchern von *Erwin Böhm* zu entnehmen.

---

[26] Kellnhauser E., Schewior-Popp F., Sitzmann G.: Pflege entdecken erleben verstehen- professionell handeln. Stuttgart, Georg Thieme Verlag 2001.

5 Praktische Umsetzung von Aktivierender und Reaktivierender Pflege anhand eines Projektes im Geriatriezentrum Klosterneuburg

Das Projekt über einen Zeitraum von zwei Jahren erfolgte angelehnt an die Reaktivierende Pflege nach *Böhm*.
Je nach Bedürfnis der Patienten wurde Aktivierende, Reaktivierende Pflege oder symptomlindernde Pflege eingesetzt.
Grundvoraussetzung für diese Pflegeform ist die interdisziplinäre Zusammenarbeit von Pflegepersonen, Ärzten, Therapeuten, Sozialarbeitern und der pastoralen Betreuung mit den Bewohnern und deren Vertrauenspersonen.

Ziel

- mehr Lebensqualität für die alten Menschen durch Wiederherstellung eines neuen Sozialverbandes oder – wenn möglich – durch Rückkehr in die eigene Wohnung
- Verbesserung des Organisationsklimas

Diese Zielvorstellungen wurden mit folgenden Schritten realisiert.

Informationssammlung

| Informationssammlung ist die Grundlage des Pflegeprozesses. |

Informationssammlung ist wichtig für Erhebung von Problemen, Bedürfnissen und Ressourcen im physischen und psychischen Bereich.
Die Erhebung der Pflegeanamnese anhand des Anamnesebogens erfolgt innerhalb von 48 Stunden (siehe I.2 Pflegeprozess).
Weiters wird ein ausführliches Erstgespräch geführt. Hat der alte Mensch Vertrauenspersonen und ist es sein Wunsch, so werden auch diese in das Gespräch miteinbezogen (Nur der Betroffene oder

sein gesetzlicher Vertreter hat zu entscheiden, wer informiert werden darf).

Gesprächsrahmen

Das Gespräch soll nach Möglichkeit in einem Raum stattfinden, wo wenig Störungen zu erwarten sind.

Kann der alte Mensch sein Zimmer nicht verlassen, so soll man das Gespräch zu einem Zeitpunkt planen, währenddessen sich die Mitbewohner im Wohnbereich der Station aufhalten.
Störquellen nach Möglichkeit ausschalten, Mobiltelefon an Kollegen abgeben.
Zur Auflockerung der Atmosphäre tragen Kaffee und Kuchen bei.

Gesprächsinhalt

Wesentlich beim Erstgespräch ist es, **Vertrauen aufzubauen**. Der alte Mensch und seine Angehörigen müssen spüren, dass wir ihre Probleme und Sorgen ernst nehmen.

Information von den Patienten

Probleme bzw. den Grund der Einweisung aus Sicht des Bewohners und aus Sicht der Angehörigen, ihr Gefühl und ihre Einstellung (uns „Alte" mag sowieso niemand, ich muss nur bei Euch sein, weil die – deutet auf Angehörige – meine Wohnung wollen.) sowie ihre Ziele zu kennen, ist einer der wichtigsten Schritte für die Betreuung. Wir müssen aber auch wissen, wie der Bewohner zu Hause lebte, wie der Tagesablauf war, um langjährige Gewohnheiten erkennen und so weit wie möglich umsetzen zu können.
Weiters ist es wichtig, welche Personen im sozialen Umfeld bei der Betreuung zu Hause unterstützten, mit welchen Personen der Bewohner den sozialen Kontakt aufrechterhalten möchte und welche Personen er nicht zu Besuch haben möchte.
Um dies zu hinterfragen, muss dem Bewohner genügend Zeit gegeben werden.

5 Praktische Umsetzung

Informationen von der Organisation
Als weiteren Schritt informieren wir über unsere Organisation, speziell über die Station.

- Struktur
- Stationsablauf
- Betreuungsprinzip
- Angebot an Aktivitäten

Bei dem Gespräch orientierten wir uns an dem für das Haus verbindlichen Standard.

Informationsbroschüre
Zum Nachlesen werden die Informationsbroschüren, diverse Folder, wie z.B. der Stationsfolder oder Folder der verschiedenen Therapieangebote, übergeben.

Die während des Gespräches aufgezeichneten Notizen werden im Anschluss an das Gespräch genau dokumentiert.

Biografie
Die Erhebung der Biografie ist in der geriatrischen Betreuung eine wichtige Informationsquelle.
Wie bereits im theoretischen Teil (siehe I.4) beschrieben, werden als Gesprächseinstieg mitgebrachte Fotos oder Gesprächsansätze verwendet, von denen wir bereits wissen, dass sie das Interesse des Menschen wecken.

Raumauswahl
Der ideale Ort der Biografie-Erhebung ist die eigene Wohnung. Dies ist uns leider selten möglich.
Als Gesprächsort eignen sich Bereiche des Hauses, wo man ungestört reden kann. Dies soll an einem Ort sein, der Ruhe und Behaglichkeit ausstrahlt. In der warmen Jahreszeit wird eine ruhige ansprechende Ecke im Garten bevorzugt oder der „Erholungsdom" mit seiner angenehmen Aura.

1995 wurde im Geriatriezentrum Klosterneuburg ein Erholungsdom im Garten des Neugebäudes errichtet. Kugelförmige ungeteilte Rundräume als fließende Raumformen wirken auf das menschliche Energiefeld harmonisierend und erzeugen ein natürliches Raumerleben. Die bergende Form erzeugt ein Höhlengefühl, die sich öffnende Wölbung zum Himmel ein Gefühl der Weite. Dies lässt Ruhe und Entspannung finden. Sowohl Bewohner als auch Mitarbeiter können diese Einrichtung als Ort der Begegnung benutzen[27].

Fallbeispiele

Frau W.
Ich glaube, ich bin 1912 geboren. Meine Eltern sind sehr jung gestorben. Ich glaube, mein Mann ist im Krieg gefallen. Er hat sich nämlich schon drei Jahre nicht bei mir gerührt. Mein Mann war technischer Ingenieur und ich bin Schneiderin im 1. Bezirk in der Plankengasse gewesen. Schaun S'! Das ist mein Kind Herbert (Bewohnerin zeigt mir ein Foto). Er ist vor drei Jahren eingerückt! Ich war auch drei Jahre in Holland. Weil mein Mann wollte nicht in das Militär einrücken und Hitler war ja schon in Österreich! Na ja, war eine schöne Zeit, zu dritt waren wir dort. Dort habe ich übrigens auch Rad fahren gelernt. Mein Mann hat zuerst Mechaniker gelernt und das war auch gut so, er konnte sich die meisten Sachen selbst reparieren. Wir haben ein Einfamilienhaus im 10. Bezirk. Ich hätte immer gerne ein zweites Kind gehabt, aber mein Mann war der Herr im Haus und sagte, das ist zu teuer, das können wir uns nicht leisten. Lustig wärs halt schon gewesen. Ich hatte auch einen Bruder, aber der ist schon lange tot. Mein Mann war zum Schluss Lehrer! Wo ich noch jung war, war ich auch Model, ich hatte schöne lange Beine, nur kleine Brüste hatte ich, das war aber wurscht!!! Ich war neun Jahre alt, als meine Mutter gestorben ist und bin dann bei der Großmutter aufgewachsen.

Frau S.
Wir sind nur verlobt. Im Krieg ist er gefallen, wir sind nicht zum Heiraten gekommen. Vermutlich ist er 1943 beim Schiffsuntergang gestorben. Unser Kind ist 14 Tage alt gewesen. Das war im Mittel-

---

[27] (Quelle: Prospekt PAIDEUMA – Dipl. Ing. Reinhard Hesse, Ing. Helmut Zehetbauer).

meer, von Italien nach Tunis sind sie gefahren, sein Freund hat mir geschrieben. Er und sein Freund sind als Letzte vom Schiff gegangen, der Freund hat immer gerufen, aber er hat sich nicht gerührt ... den Freund haben die Engländer gerettet, der hat mir dann geschrieben. Wir hatten ein Mädchen. Sie wollte so gerne ihren Vati kennen lernen. Sie ist vor 15 Jahren gestorben. Drei Mädchen hat sie zurückgelassen. Die Kinder waren 10 (Barbara), 16 (Alfons), 18 (Bettina), der Vater hat nach einem halben Jahr die zwei älteren hinausgeworfen. Ich weiß jetzt nichts von ihnen (seufzt).

Frau Kr.
*Ich wurde im Böhmen geboren. Meine Mutter starb, als ich acht war. 1945 verunglückte der Vater, er war Dachdecker, bei einer Explosion in Ostdeutschland.
Die Schulferien verbrachte ich bei meinen Großeltern in Wien. Meine Kindheit war nicht schön, es war eine schlechte Zeit. Wir machten uns Spielpuppen aus Stoffresten. In den Ferien haben wir sehr gern mit dem Sand gespielt. Außerdem gingen wir gerne in den Wald Schwammerl und Heidelbeeren brocken. Mit dem Stricken von Sokken verdienten wir zusätzlich Geld, das gaben wir dann dem Vater. Mein Wunschtraum war, Schneiderin zu werden, das ging aber nicht, ich begann dann als Kindermädchen zu arbeiten. Meinen Mann lernte ich beim Weinlesen im Burgenland kennen. Zwei Jahr später hama gheiratet und eine Tochter bekommen. Jetzt hab ich drei Enkelkinder. Leider ist mein Mann gestorben.*

Frau J.
*Als Kind war ich sehr schlimm, wie ein Bub. Ich habe immer aufgschundene Knie, Ellenbogen oder das Nasenspitzerl weghabt. Umanandergsprungen wie a Wilde überall oben und unten, aber gfolgt hab i meinen Eltern aufs Wort.
Mein Vater war sehr streng. Der hat nur gschaut und wir san schon „habt Acht" gstandn. Die Mutter war ja gut. Als ich 15 Jahr alt war, wollt i mit meiner Freundin Eis laufn gehen. Der Vater hat nein gsagt. Später hat meine Freundin gmeint, i soll noch einmal fragen, das hab ich getan und er hat mir a Watschn runterghaut, dass i umgfalln bin ... sonst war er ja gut, er hat mit uns Kasperltheater gspielt, is mit uns Eis laufen und baden gegangen. Er war bei der Straßenbahn, er hat nicht viel verdient, aber es war ein sicherer Posten. Wir haben unter der Wochn kein Fleisch bekommen, aber der Vater hat eins bekommen, denn er muss ja arbeiten. Na gut, wir haben uns eh net so drum grissn.*

Frau H.
Wie ich jung war, war ja Krieg. Da war die Sache ernst, da sind viele meiner Leute nicht mehr nach Hause kommen. Nachher ist es uns auch nicht gut gegangen, wir haben ja nichts ghabt. Dann is der Krieg kommen mit dem Hitler, die haben uns alles zerbombt. Ma darf ja gar nicht zurückdenken. Es war immer irgendwie betrübt. Immer hat wieder einer der Familie einrücken müssen und ist nicht mehr zurückgekommen. Es war nicht schön. Am Anfang, wie der Hitler gekommen is, haben sie mich gleich geholt. Alles, was die Leut auf der Gassn hinghaut haben, haben die Juden wegräumen müssen. Ich hab da nicht mittan und hab was gesagt, da is gleich der grüne Heinrich gekommen und meine Freundin hat gar nichts gesagt die habens auch gleich mitgenommen. Mir scheint, 14 Tage habns mi eingesperrt und dann habens mi wieder auslassn.

Durch Erzählungen aus der individuellen Biografie nutzen wir Ansätze zur Reaktivierung.
Die Biografie wird nicht an einem Tag erstellt, sie setzt sich aus vielen Gesprächen zusammen.

Gespräche sind insgesamt in der Langzeitpflege wichtig, denn sie steigern das Selbstwertgefühl enorm. Viele Menschen sind stark vereinsamt und haben oft schon seit vielen Wochen oder Monaten mit niemandem richtig geredet.

Pflegeplanung

(den theoretischen Hintergrund finden Sie bei I.2).

Alle Beobachtungen und Informationen aus dem Erstgespräch der Biografie und weitere direkte und indirekte Informationen und Beobachtungen werden in den Betreuungsplan miteinbezogen.

Aufgrund der Problemstellung werden die Pflegediagnosen gestellt, Ziele gesetzt und Maßnahmen festgelegt – für jeden einzelnen Bewohner die richtigen Impulse.
Bei den Zielen ist es wichtig, dass diese realistisch und somit leicht erreichbar sind. Der alte Mensch neigt leicht zur Resignation.

Maßnahmen

Einsatz von Psychopharmaka

Gerade bei geistig abgebauten Menschen ist für eine erfolgreiche Reaktivierung der Einsatz von Psychopharmaka eine sehr sensible Angelegenheit. Die Verordnung muss gezielt erfolgen. Durch das Wissen aus dem Informationsgespräch und der Biografie-Erhebung sind uns viele Ursachen von Unruhe und Schlaflosigkeit bekannt. Diese Ursachen können oft durch Mittel wie Zuwendung, Beschäftigung und Umstrukturierung des Tagesablaufes behoben werden. Menschen, die zu Hause täglich erst um Mitternacht ins Bett gingen, werden auch in unserer Organisation nicht früher schlafen können. Dieses „nicht schlafen" dann als Schlaflosigkeit oder gar als „Unruhe" einzustufen und mit Psychopharmaka durch den Arzt zu behandeln, ist häufig der Beginn eines Kreislaufs, der in Immobilität der Betroffenen endet.

Tages- und Nachtrhythmus

Um den Bewohnern die Möglichkeit zu geben, den Tagesablauf ähnlich den eigenen Gewohnheiten zu gestalten, ist es notwendig, dass die Räumlichkeiten der Station so angelegt sind, dass die alten Menschen nicht nur „neben ihrem Bett wohnen". Der Tag soll im gemütlich eingerichteten Wohnraum verbracht werden. Die Schlafräume stehen als Rückzugsmöglichkeit und zur Erholung zur Verfügung.
Der persönliche Bereich soll mit Fotos und Erinnerungsstücken von „zu Hause" belebt werden.
Die dafür notwendigen baulichen Maßnahmen finden bei Umbauten verstärkt Berücksichtigung.

Selbsthilfetraining

Das Bestreben ist es, die noch vorhandenen Ressourcen des Menschen zu erhalten oder durch Fördermaßnahmen wiederzuerlangen. Als Maßnahme werden bei den Aktivitäten des täglichen Lebens Impulse aus der Biografie gegeben.

Zum Beispiel Ankleiden: bei einer Bewohnerin, die in der Jugend immer den Wunsch hatte, Schneiderin zu werden und sich ihre ganze Garderobe selbst nähte, beginnt das Reaktivierungsprogramm mit der Auswahl des Kleidungsstückes durch den Bewohner selbst. Beim Ankleiden wird im erforderlichen Ausmaß Anleitung und Hilfestellung gegeben. Die Anordnung des Spiegels muss so sein, dass die Betroffene jederzeit hineinschauen kann.

Differentialdiagnostischer Ausgang
Wie im theoretischen Teil beschrieben, beobachtet man das Verhalten des alten Menschen in seiner gewohnten Umgebung.

Ziel:

- Abklärung, ob eine Rückkehr in die Wohnung möglich ist
- Verabschiedung aus der Wohnung, wenn eine Rückkehr ausgeschlossen ist
- Erhebung der Biografie

Begleiter:

- betreuende Pflegeperson
- Therapeuten
- Vertrauensperson
- Mitarbeiter der extramuralen Einrichtung, wenn eine Weiterbetreuung erfolgen soll

Ist eine Rückkehr in die Wohnung wahrscheinlich, wird bei dieser „Visite" festgestellt, ob noch diverse Vorarbeiten, wie z.B. Wohnungsreinigung oder kleine Umbauarbeiten, notwendig sind. Außerdem ist es ganz besonders wichtig zu sehen, ob sich der Mensch in seiner Wohnung zurechtfindet, ob er sein Bett benutzen kann oder ob es eventuell aufgrund seiner Behinderung zu hoch ist. Ob er den Herd bedienen kann, ob verschiedenste Geräte, wie z.B. eine Mikrowelle besorgt werden müssen, wie der Kontakt zu den Nachbarn ist.

5 Praktische Umsetzung

Ist eine Rückkehr in die Wohnung nicht mehr möglich und wird die Wohnung von den Angehörigen aufgelassen oder vom Vermieter gekündigt, so wird der differentialdiagnostische Ausgang zur Verabschiedung aus der Wohnung durchgeführt.

Ein „Neuanfang" ist häufig nur möglich, wenn bewusst „Abschied" genommen wurde. Liebgewonnene Gegenstände können noch selbst ausgewählt und mitgenommen werden. Gut ist es, wenn man den Menschen kurze Zeit alleine Abschied nehmen lässt.

Fallbeispiel

Fr. B.
Abfahrt 12.45 Uhr. Frau B. war sehr ruhig, freute sich aber sichtlich und plauderte angeregt über ihr Leben, über ihren Unfall und wie sie völlig überraschend zu uns gekommen ist.
Als wir die Schwedenbrücke passierten, leuchtete ihr Gesicht auf. Sie erkannte das Krankenhaus der Barmherzigen Brüder, die Apotheke, das Rote Kreuz und schließlich sah sie von weitem ihr Haus. Der Fahrer fand aber nicht gleich das Haus, da wurde sie das erste Mal nervös. Endlich angekommen. Durch einen gepflegten Hausflur ging es über drei Stufen in den Hof. Überraschenderweise und sichtlich erfreut kam uns die pensionierte Hausmeisterin entgegen. Frau B. war so überwältigt, dass sie sich auf die Stufen setzen musste. Nach einem längeren Gespräch mit der Hausmeisterin erklärte uns diese, dass sie gern wie früher Frau B. besuchen würde, aber pflegen komme für sie nicht in Frage. Sie gab uns ihre Telefonnummer.
Von der rechten Seite des Hofes kommt man in das Stiegenhaus, das zur Wohnung von Fr. B. führt.
Im Stiegenhaus ist eine Wendeltreppe mit vielen Stufen. Fr. B. versucht, die Stufen auf ihre Weise zu bezwingen und es funktioniert.
Die Wohnung besteht aus 3 Räumen: Küche, Wohnzimmer und Schlafzimmer. Sie ist einer 94-Jährigen entsprechend eingerichtet. In der Küche befindet sich das Waschbecken mit Kaltwasser, ein Gasherd, den Fr. B. nach wie vor bedienen kann. Das Wohnzimmer ist mit Fernseher, einem bequemen Sessel, Telefon und einem kleinen Wandverbau sehr gemütlich.
Voll Stolz zeigt uns Fr. B. den Inhalt ihrer Kästen, die ordentlich und sauber sind. Da sie selbst merkte, dass die Türstaffeln störend sind, macht sie den Vorschlag, diese entfernen zu lassen. Der Nachteil ist,

dass sich die Toilette auf dem Gang befindet, ansonsten ist die Anordnung der Wohnung günstig. Wir besprechen mit Fr. B, dass wir sie gerne eine Stunde alleine lassen würden. Sie war sehr froh darüber. Als wir zurückkamen, hatte sie schon alles für den Kaffee vorbereitet. Freudestrahlend erzählt sie uns, dass sie ihr Bett begrüßt habe und dass es immer noch so bequem sei, dass der Fernseher noch funktioniere. Sie vertraute uns an, dass sie sich mit einem Gespräch beim lieben Gott bedankt habe, dass sie das alles noch erleben durfte. Als wir ihr erklärten, dass wir nun ins Pflegeheim zurückkehren müssten, ging sie gleich mit. Wir hatten befürchtet, dass wir sie nun die Wendeltreppe hinuntertragen müssten, aber wie so oft überraschte uns Fr. B, indem sie ohne größere Probleme die Stiegen bezwang. Auf der Heimfahrt hatte sie ein glückliches Lächeln auf dem Gesicht. Falls Fr. B. in ihre Wohnung zurückkehrt ist es notwendig, ein Zimmerklosett und eine geeignete Gehhilfe zu besorgen. Außerdem muss mit dem sozialen Stützpunkt bezüglich einer Heimhilfe in Kontakt getreten werden.
PS: Fr. B. kehrte 7 Tage nach dem differentialdiagnostischen Ausgang in ihre Wohnung zurück und konnte bis zu ihrem Tod zu Hause bleiben.

Beschäftigungstherapie

| Jeder Mensch braucht eine für ihn sinnvolle Aufgabe. |

Sonst fühlt er sich wert- und nutzlos. Um den alten Menschen eine sinnvolle Aktivität anbieten zu können ist es notwendig zu wissen, was sie ein Leben lange gerne gemacht haben.

Aktivitäten in der Organisation (Beispiele)

Kochen

Das gemeinsame Kochen ist eine sehr beliebte Aktivität für Frauen, die meisten haben ihr Leben lang gekocht. Das Schreiben von Rezepten und anschließend die Zubereitung der Speisen und auch das Einkochen von verschiedensten Früchten zu Marmeladen wird sehr geschätzt.

5 Praktische Umsetzung

Rezept für Semmelknödel

5 Schneidsemmel (altbacken) würfelig schneiden
3 davon in einen Weidling geben mit Milch
befeuchten. 2 Semmeln mit Fett etwas rösten.
2 Eier Salz 4-5 Esslöffel Mehl etwas Milch
wenn nötig, dazu geben. Teig mit Kochlöffel
vermengen. Geröstete Semmelwürfel dazugeben (?)
Knödel formen.

Rezept für Semmelknödel.

Gartentherapie
Im Frühjahr werden die Samen gesät, Pflanzen gezogen und diese werden bis zur Ernte im Garten betreut. Nach der Ernte wird Gemüse verkocht und es werden Blumen verarbeitet – häufig getrocknet und für diverse Blumengestecke verwendet.

Gedächtnistraining
Gedächtnisschwächen können durch geistige Aktivität verbessert werden.
Es gibt eine Vielzahl von Trainingsmöglichkeiten, die in Form von Spielen auch von den meisten Bewohnern gerne angenommen werden.
Gedächtnistraining kann sowohl in der Gruppe als auch in Einzeltherapie durchgeführt werden.

Beispiele:

- Buchstabenspiel – zu vorgegebenen Anfangsbuchstaben sollen entsprechende Wörter gefunden werden
- Altgedächtnistraining – Fragen aus Geschichte und Geografie
- Kurzgedächtnistraining – kurze Geschichte erzählen und nacherzählen lassen
- Wortpaar – Reime ergänzen
- Rätselraten – Quiz, Frage und Antwortspiel
- Gegensätze benennen (voll – leer?, arm – reich?, etc.)

Singgruppen
Turngruppen
Lesestunden
Feste nach dem Jahreskreis
Religiöse Feste und Besuch der Gottesdienste

| Bei allen Beschäftigungstherapien ist das Wichtigste, dass auf die Bedürfnisse jedes Einzelnen eingegangen wird. |

In der Pflegeplanung werden die jeweils individuell genutzten Aktivitäten vermerkt. Zur Orientierung für Bewohner und als Information für Angehörige und Besucher ist eine Aushangtafel auf der Station angebracht, auf der alle angebotenen Aktivitäten inklusive Zeitplan nachzulesen sind.

Aktivitäten außerhalb der Organisation

> Der Kontakt mit der Umgebung ist für das Befinden der alten Menschen von großer Bedeutung. Er vermittelt ein positives Gefühl, zum Leben dazu zugehören und noch an der Gesellschaft teilzuhaben.

Citytraining
Selbst einzukaufen, diese Produkte dann zu fühlen, sie auszuwählen und auch zu bezahlen, ist eine sehr gute Maßnahme zur Stärkung des Selbstvertrauens.
Es gibt sehr viele Möglichkeiten für Aktivitäten außerhalb der Organisation:
Besuche von Theater, Heurigen, Tiergarten, Prater, Stammkaffeehaus, das Planen von Urlauben und vieles mehr.
Bei all diesen Aktivitäten außer Haus muss man, um einen positiven Effekt zu erzielen, jedenfalls auf die Bedürfnisse jedes Einzelnen eingehen. Es ist nicht sinnvoll, mit einem Menschen eine Theatervorstellung zu besuchen, wenn dieser Mensch sein Leben lang seine gesamte Freizeit in seinem Stammbeisl verbracht hat.

Weitere Maßnahme zur Projektimplementierung

Informationsgesprächsrunden
Aus Sicht der ganzheitlichen Betreuung werden Informationsrunden für Bewohner, Vertrauenspersonen und Mitarbeiter abgehalten. Hier erfolgt ein regelmäßiger Informationsaustausch. Von Seiten der Organisation erhält der Bewohner und dessen Vertrauenspersonen Information über Neues bei der Betreuung, Ergebnisse aus Qualitätszirkel und Hinweise auf kommende aktuelle Ereignisse. Den größten Schwerpunkt stellt jedoch der gegenseitige Erfahrungsaus-

tausch dar. In diesen Gesprächen können oft vorhandene Ängste abgebaut werden. Natürlich sind auch Einzelgespräche möglich.

Folgende Messgrößen wurden erhoben:

- *Die Pflegeabhängigkeit* wurde anhand der Reaktivierungsstufen erhoben. Sie enthält psychische und physische Komponenten. Sie sind auf den Aktivitäten des täglichen Lebens aufgebaut. Die Reaktivierungsstufen wurden im Geriatriezentrum am Wienerwald entwickelt[28]. Anhand dieser Messgrößen kann festgestellt werden, wieweit der alte Mensch Unterstützung von professionellem Betreuungspersonal benötigt.
- *Der Medikamentenverbrauch*
  Dabei wurden die sechs Psychopharmaka herangezogen, die am häufigsten verwendet wurden.
- Der Verbrauch der *Inkontinenzprodukte* wurde berechnet. Grundlage hierfür waren die Jahreskosten.
- Das *Organisationsklima* wurde mittels eines Fragebogens erhoben.

Erfolge und Probleme bei der Umsetzung

Für das Pflegepersonal war die Umsetzung nicht so einfach. Das Umdenken in den „Köpfen" musste erst stattfinden. War es für viele Mitarbeiter immer wichtig, die alten Menschen zu verwöhnen und ihnen viele Tätigkeiten abzunehmen, so sollten sie plötzlich, wenn dies der Zustand des Bewohners erlaubte, in erster Linie anleiten und Hilfestellung geben. Das „Helfersyndrom" war hier besonders bei weiblichen Mitarbeitern stark zu spüren. Zweifel kamen auf, ob die Art der Betreuung auch richtig sei. Hatten die alten

---

[28] vgl. Fasching P., Flatz T.,. Öhlinger R.: Qualität im Pflegeheim. Ein praxisorientierter Leitfaden zur Einführung interdisziplinären Qualitätsmanagements und Qualitätssicherung in Pflegeinstitutionen. Wien, Verlag Österreich 1998, S. 117–118.

5 Praktische Umsetzung

Menschen nicht ein Recht, von uns „verwöhnt" zu werden, wo sie doch ein Leben lang nur Plage hatten?

> Viele Diskussionen – das Für und Wider – wurden ausführlich besprochen. Hatten wir bisher das Recht, die Bewohner in kürzester Zeit zur Unselbstständigkeit zu erziehen?

Neben dieser moralischen Sichtweise waren auch die Umgestaltung des Tagesablaufes und das Arbeiten in Eigenverantwortung zu Anfang nicht leicht. Alle diese Bedenken wurden durch die begleitende Schulung in Theorie und Praxis und das dadurch erworbene Wissen immer schwächer. Hilfe zur Selbsthilfe kann nur bei den Menschen angewendet werden, wo dies aufgrund der geistigen Fähigkeiten möglich ist. Die Art der Betreuung für den einzelnen Menschen muss genau auf seine Bedürfnisse und Möglichkeiten abgestimmt und angewendet werden. Nur dann kann von Qualität gesprochen werden.

Ergebnisse der Messung
In allen Punkten war nach zwei Jahren eine Verbesserung feststellbar.

- Bei den Reaktivierungsstufen war eine deutliche Verbesserung bereits nach 11 Monaten sichtbar.
- Das Organisationsklima zeigte eine deutliche Verbesserung in der Mitarbeiterzufriedenheit. Die Mitarbeiter arbeiten praxisorientiert am gemeinsamen Ziel.
- Die Kosten der Inkontinenzprodukte wurden um 10% gesenkt.

Zusammenfassung

Ein Pflegesystem kann nicht von einen auf den anderen Tag geändert werden. Ein Umdenken ist nur durch Verstehen, bedingt durch das Wissen um die neue Theorie, möglich.

> Aktivierende und Reaktivierende Pflege führt bei richtigem Einsatz zur Verbesserung der Lebensqualität alter Menschen.

Aktivierende und Reaktivierende Pflege muss jedoch gezielt eingesetzt werden und kann nicht bei jedem alten Menschen angewendet werden. Wie *E. Böhm* beschreibt, ist die Form der Betreuung, ob reaktivierend oder aktivierend, davon abhängig, in welcher Abbaustufe sich der alte Mensch befindet. Ist eine Reaktivierung nicht mehr möglich, so muss symptomlindernd gepflegt werden.

Der Erfolg des Projektes war nur durch die engagierte Arbeit aller Beteiligten möglich.

Es wurde mit dem internationalen Qualitätspreis Golden Helix Award 1998 ausgezeichnet.

6 Validierende Pflege und deren praktische Umsetzung

Brigitte Scharb

Das von mir entwickelte geriatrische Pflegekonzept der „Speziellen validierenden Pflege" ist ein offenes Konzept und legt den Schwerpunkt auf die Befriedigung psychosozialer Grundbedürfnisse des hochbetagten Menschen. Es bietet in der philosophischen Grundhaltung gelebter Toleranz (validierende Haltung) ein breites Spektrum an Anwendungsmöglichkeiten in der geriatrischen Pflegepraxis.

Es wird sowohl im Langzeit- wie auch im Akutpflegebereich trotz allen Bestrebens, individuell auf den einzelnen Patienten/Klienten besser einzugehen, an vieles gedacht, aber auf das Wesentlichste oft vergessen, nämlich auf die Befriedigung der psychosozialen Grundbedürfnisse der Patienten/Klienten. Das Hauptproblem liegt wahrscheinlich darin, dass wir uns in der Institution in einer stabilen Arbeitssituation innerhalb einer vertrauten Umgebung befinden, unsere Patienten/Klienten aber in einer instabilen Aufenthaltssituation außerhalb ihres gewohnten Zuhauses. Wir gehen von *uns* aus, für uns ist alles gewohnt, wir fühlen uns geborgen und sicher, für die Patienten/Klienten ist alles ungewohnt und sie fühlen sich zutiefst verunsichert. Ein Pflege- und Betreuungskonzept, das sich ganzheitlichen Maßstäben erfolgreich annähern möchte, muss daher viele Bereiche umfassen und darf sich nicht nur auf den Kern physischer Pflege allein beschränken.

Um einen besseren Zugang zu hochbetagten desorientierten Menschen zu finden, ist die Kommunikationsmethode der Validation nach Feil ein ausgezeichnetes Mittel. Es muss jedoch vermieden werden, dass mit dem Ende der Kommunikationsphase für die Klienten das während der Interaktion entstandene Gefühl des Sich-wohl-Befindens wieder verebbt, daher sind der Einsatz von präzise geplanten und konsequent durchgeführten Maßnahmen mit biografischem und zeitgeschichtlichem Bezug und der Einsatz sensorischer

Stimulation erforderlich. Hier setzt das Konzept der Speziellen validierenden Pflege an und so kann zumindest teilweise eine Verbesserung der Lebensqualität der Patienten/Klienten in dem in der Kommunikation erzeugten Klima erzielt und dauerhaft gefördert werden.

Es gibt mehrere Gründe dafür, dass die Befriedigung psychosozialer Grundbedürfnisse im geriatrischen Pflegeprozess zurzeit noch häufig zu wenig berücksichtigt wird. Einer davon ist sicher die tradierte Arbeitsorganisation innerhalb der Geriatrie, ein anderer, unbewusster, die Tatsache, dass die Pflege hochbetagter desorientierter Menschen ein Bereich ist, in dem kaum unmittelbar mess- und wägbare, statistisch erfassbare Erfolge vorzeigbar sind.

Dass die Kommunikation mit desorientierten hochbetagten Menschen im Rahmen des Pflegeprozesses besonders bei Menschen in höheren Stadien der Desorientiertheit zunehmend aus dem Pflegegeschehen ausgeklammert wird und der Schwerpunkt nur mehr auf physische Pflegefaktoren gelegt wird, liegt aber sicher auch an der automatischen Gleichsetzung von Kommunikation mit verbaler, kognitiv gestützter Verständigung. Es wird dabei vergessen, dass Kommunikation auf allen Ebenen des kognitiven wie auch des emotionalen Bereichs stattfindet und wir mit allen unseren Sinnesorganen ununterbrochen miteinander kommunizieren.

Das Pflegekonzept der Speziellen validierenden Pflege legt daher einen bedeutenden Schwerpunkt auf die enge Verknüpfung zwischen Kommunikation mit allen Sinnen und der Befriedigung psychosozialer Grundbedürfnisse desorientierter hochbetagter Menschen durch sensorische Stimulation.

> Im Pflegekonzept der speziellen validierenden Pflege wird alles unternommen, um die aus dem Gesichtsfeld der Pflegenden verschwundene Persönlichkeit der hochbetagten desorientierten Menschen wieder sichtbar und nachvollziehbar zu machen. Eine möglichst vollständige Erfassung der persönlichen Biografie dieser Menschen, eine präzise Pflegeanamnese und Erstellung der psychosozial relevanten Pflegediagnosen, Erfassung der gegen-

> wärtigen psychosozialen Probleme der KlientInnen und eine
> präzise, realistische Zielsetzung bilden den unverzichtbaren
> Grundstock, auf welchem aufbauend umfangreiche validierende
> Pflegemaßnahmen gesetzt werden, die Kommunikation und sensorische Stimulation sowohl nebeneinander als auch als komplexe Interaktion beinhalten.

Grundlage erfolgreicher sensorischer Stimulation ist die Erfassung aller psychosozialen Ressourcen der KlientInnen aus ihrer persönlichen Biografie. Es ist wichtig, möglichst detailliert zu erfahren, welche Aktivitäten früher im Vordergrund standen, ob und was sie gerne gelesen haben, aktiv oder passiv musiziert haben. Weiters ist es wichtig zu erfahren, welchen Stellenwert z.B. Theater- bzw. Kinobesuche, mitunter ein bewunderter Schauspieler, Ausflüge oder Reisen hatten, ob sie noch immer soziale Kontakte zu Familienangehörigen oder Freunden haben.

Starke Ressourcen können auch Verhaltensweisen sein, die aus der Sicht des Pflegeteams eher ein Problem darstellen: etwas nicht zu essen, zu ungewöhnlicher Stunde aus dem Bett aufzustehen, nicht jetzt und sofort gebadet zu werden, und sich darüber auch nachdrücklich (verbal oder durch physische Abwehrreaktion) äußern zu können. Der eigenen Meinung noch Ausdruck geben zu können, ist eine oft übersehene Kraftquelle!

Gleichzeitig sind auch eine gute Kenntnis des Alltagsumfeldes früherer Generationen (Sozial- und Zeitgeschichte) und das Sammeln entsprechender Gegenstände in einer „Nostalgiekiste" unerlässlich, wenn aus der Biografie des betroffenen hochbetagten desorientierten Menschen nur wenig oder gar nichts bekannt ist. Alltagsgegenstände von früher stellen auch dort einen biografischen Bezug her, wo wir mangels Information und verbaler Kommunikation von uns aus keinen Bezug herstellen könnten.

Die Möglichkeiten des Einsatzes von validierenden Pflegemaßnahmen aus der Biografie der KlientInnen mithilfe sensorischer Stimulation sind vielfältig, wenn wir uns dessen bewusst werden, dass Kommunikation und Interaktion auch durch die Aussendung oder Aufnahme eines Sinnesreizes in Gang gesetzt und aufrechterhalten werden können.

Wir alle erinnern uns holosensorisch, d.h., unsere fünf Sinne besitzen untereinander vernetzte Erinnerungen an jedes Ereignis in unserem Leben. Ein Detail kann das gesamte Ereignis in Erinnerung rufen und uns in die Stimmung von damals versetzen, aber eine gegenwärtige Stimmung kann auch ein längst vergessen geglaubtes Ereignis wieder ins Gedächtnis zurückholen. Ein sensorischer Reiz kann daher viel aus der Biografie eines Klienten in die Gegenwart bringen. Der gezielte Einsatz von Gegenständen, Geräuschen, Gerüchen und Geschmacksempfindungen aus der persönlichen Biografie dieser desorientierten hochbetagten Menschen kann somit helfen, eine positive Gesamterinnerung (und die damit untrennbar verbundene positive Ereignisstimmung) wiederherzustellen, damit an die verloren gegangene Lebensumgebung anknüpfen und dadurch beitragen, die Lebensqualität dieser desorientierten hochbetagten Menschen zu verbessern. Gleichzeitig werden sich diese Menschen ihrer selbst wieder mehr bewusst und öffnen sich emotional für ihre Umgebung.

Unter Berücksichtigung der jeweiligen persönlichen Biografie können Impulse für eine solche sensorische Stimulation über jeden der fünf Sinne gesetzt werden:

- *Visuell* durch alte Bücher, Bilder, Ansichtskarten, Formulare, Briefe, Fahrkarten, Filmprogramme, Plakate, Briefmarken, Geldscheine, usw.
- *Auditiv* durch alte Schallplatten, gesungene Lieder, gesprochene Gedichte und Reime, Geräusche, usw.
- *Motorisch* durch Arbeitsvorgänge von früher, Bewegungsabläufe, usw.
- *Taktil* durch Betasten und Angreifen von alten Gebrauchsgegenständen, Münzen, Fühlenlassen von alten Materialien (Kleiderstoffe, gestärkter Hemdstoff, usw.) und Materialien aus der früheren Arbeitswelt (z.B. einen früheren Tischler Holzstücke

angreifen lassen, einer ehemaligen Sekretärin Papierbögen in die Hand geben, einer Schneiderin einige Stoffstücke), usw.
- *Olfaktorisch* durch Gerüche und Düfte von „früher", z.B. Kölnischwasser, Kernseife, Talkumpuder, Maiglöckchenparfüm, aber auch Gewürze, Mottenkugeln, usw.
- *Gustatorisch* durch Kostenlassen, Lippenbetupfen usw. mit einem Lieblingsgetränk, einer Lieblingsspeise

So z.B. einem Bäcker einige Minuten lang die Hände in eine Schüssel mit Mehl tauchen, Germ als Badezusatz ins warme Badewasser geben und damit den Geruch der Backstube erzielen, gleichzeitig Ego-stärkend über seine frühere Arbeit sprechen, holt eine Lebensempfindung mit dem Gefühl von gewohnter Umgebung und Produktivität zurück und verbessert auf diese Weise die gegenwärtige Lebensqualität des Patienten.

Um den Erfolg sicherzustellen, ist allerdings die präzise Einbindung in den Pflegeprozess Voraussetzung: Die geplanten validierenden Pflegemaßnahmen müssen in Art, Umfang und Angabe des Zeitpunktes ebenso genau dokumentiert werden wie andere Pflegemaßnahmen auch (= z.B. „Täglich morgens 1 Tropfen XXX-Tropfen ins linke Auge", „Jeden Dienstag 10:00 h Physik. Therapie"). Daher müssen auch validierende Pflegemaßnahmen ebenso exakt notiert werden, z.B. „Mo, Mi, Fr 10:00 h validierendes Ego-stärkendes Gespräch mit Fachkraft für validierende Pflege", „Jeden Samstag 9:00 h Vollbad mit Lavendelölzusatz", „Jeden Tag nach der Jause 10 min. Kassette mit Wanderliedern vorspielen". So wie ein Medikament nur wirken kann, wenn es regelmäßig verabreicht wird, müssen auch validierende Pflegemaßnahmen kontinuierlich eingesetzt und in regelmäßigen Abständen evaluiert werden.

Zur besseren Veranschaulichung des praktischen Einsatzes validierender Pflege dienen die folgenden drei Praxisfälle aus der Fülle praktischer Anwendung:

Fallbeispiele

Frau Ludmilla L.
Frau Ludmilla L., 78, war mit einem Bäckermeister verheiratet. Sie besaßen eine gut gehende Bäckerei mit einem Depot einer Kaffeefirma. Frau L. hat im Geschäft immer mitgearbeitet. Nach dem Tod ihres Mannes, als das Geschäft von ihren Kindern übernommen wurde, half sie immer noch im Verkauf mit, nach einem Oberschenkelhalsbruch war sie sogar noch im Rollstuhl sitzend im Geschäft tätig. Als sich ihr körperlicher Zustand nach einer schweren Grippeerkrankung rasch verschlechterte, wollte sie der Familie nicht mehr zur Last fallen und zog ins Heim. Den Heimalltag empfand sie als eintönig und sie äußerte, sie fühle sich nutzlos. Nach einiger Zeit begann sie davon zu sprechen, dass sie ins Geschäft muss, weil die Kunden warten und der Mann doch beim Backofen sein muss.
Um das psychosoziale Grundbedürfnis von Frau L., produktiv zu sein und gebraucht zu werden, zumindest in Ansätzen ein wenig befriedigen zu können, wurden von den sie betreuenden Schwestern folgende Maßnahmen aus der Biografie gesetzt: Kleingeld wurde in eine Blechdose gegeben – dieses Geld kann Frau L. immer herausnehmen, zählen und nach Wert sortieren, daraus kleine Stapel machen und dann wieder in die Dose geben (Geräusch der hineinfallenden Münzen). Als Ritual beim Frühstück: Kaffeebohnen angreifen und gemahlenen Kaffee riechen lassen, Sauerteig riechen lassen. Aus Erzählungen anderer orientierter Mitbewohnerinnen im Heim hat das Team erfahren, dass früher die Semmeln in Leinensäckchen eingefüllt wurden, daher lässt das Team Frau L. auch immer wieder ein Leinensäckchen mit einer Semmel darin angreifen, ebenso Packpapier, mit den Bogen wird laut geraschelt, Frau L. kann einen Bogen Packpapier falten, in kleine Teile reißen, Stanitzel daraus drehen, usw.
Frau L. wirkt nunmehr nicht mehr so zeitlich verwirrt und spricht auch nur mehr sehr selten davon, dass sie ins Geschäft müsse.

Frau Auguste K.
Frau Auguste K., 85, war Postbeamtin. Sie ist ledig und hat keine Kinder, ist seit drei Jahren bettlägerig und wird in dem kleinen Ort, in dem sie im Haus ihrer Eltern wohnt, von einem mobilen Pflegeteam betreut. Frau K. liebte ihren Beruf, hörte immer gern Radio, sie hatte eine schöne Sopranstimme und sang gerne, und solange sie noch mit dem Autobus fahren konnte, fuhr sie öfters in die Kreisstadt ins dortige Theater, um sich Operetten anzusehen. Ihr Blumengarten,

6 Validierende Pflege

ganz besonders die Rosenbüsche, war ihr ganzer Stolz. Sie äußerte wiederholt, dass nur der Glaube an Gott sie noch am Leben erhält. Sie zog sich zunehmend aus der Realität der Gegenwart zurück, sprach kaum mehr zusammenhängende Worte, die Pflegehandlungen lösten bei ihr sichtlich Stress aus.

Vom mobilen Pflegeteam wurden Frau K. als validierende Maßnahmen aus der Biografie bei der täglichen Pflege eine Kassette mit Operettenmusik vorgespielt und am Sonntag die Übertragung der Heiligen Messe im Radio, es wurden ihr immer frische Blumen auf den Nachttisch gestellt. Die Heimhilfe besorgte einen Stempel und ein Briefkuvert und gab sie Frau K. zum Angreifen.

Am Anfang drehte Frau K. Stempel und Kuvert eher ziellos hin und her und ließ sie dann auf der Bettdecke liegen, und sie reagierte auch nicht sichtbar auf die Musik und auf die Übertragung der Messe. Die Mitglieder des Pflegeteams begannen dann die Musik mitzusummen und plötzlich summte auch Frau K. mit. Nach einer Weile nahm Frau K. ein Kuvert in die Hand und versuchte, einen Stempel aufzudrücken. Sie lächelte und legte dann Kuvert und Stempel auf den Nachttisch. Daraus hat sich ein Ritual entwickelt. Wenn die Heimhilfe kommt, nimmt sie das Kuvert und den Stempel vom Nachttisch, Frau K. drückt den Stempel aufs Kuvert und legt beides wieder zurück. Frau K. spricht nach wie vor nur sehr wenig, aber sie nennt häufig mit freudigem Gesichtsausdruck die Namen der Operetten, aus denen gerade Musik gespielt wird, sie summt intensiv mit und sie betet beim Anhören der Heiligen Messe mit. Unlängst sagte sie zur Heimhilfe: „So schöne Blumen, Fräulein!" und tastete mit der Hand nach dem Blumenstrauß auf ihrem Nachttisch. Der Stress von Frau K. bei der Durchführung der Pflegehandlungen konnte merkbar reduziert werden.

Herr Ing. Oskar F.
Herr Ing. Oskar F., 89, ehemaliger Direktor eines großen Holzverarbeitungsbetriebes in Westösterreich, leidenschaftlicher Bergsteiger und seit seiner frühen Jugend immer politisch sehr interessiert, der täglich sämtliche Zeitungen las, war ein Mann mit vielen Talenten, ein ausgezeichneter Klavierspieler (ein Talent, das er als junger Mann dazu nutzte, sich als Barpianist etwas dazuzuverdienen), ein Bücherfreund, der im Laufe der Jahrzehnte eine große Bibliothek ansammelte. Nach dem Tod seiner Frau lebte der Pensionist in einer großen Eigentumswohnung in Innsbruck sehr zurückgezogen und

hatte nur mehr wenig Kontakt mit seinem Sohn, der schon seit vielen Jahren in Bozen verheiratet ist. Nach einem schweren Schlaganfall, der auch sein Sprachzentrum lähmte, wurde Herr F. vom Sohn ins Heim gegeben, das Klavier, das Herr F. besaß (ein wertvoller Steinway-Flügel) und die große Bibliothek wurden vom Sohn verkauft, „um den Heimaufenthalt zu finanzieren", wie der Sohn dem darüber sichtlich erschrockenen Vater kurz und bündig mitteilte. Herr F. zog sich daraufhin binnen weniger Wochen völlig aus der Realität zurück und lag nur mehr regungslos im Bett, reagierte kaum, das Essen musste ihm verabreicht werden.

Es war offensichtlich, dass die psychosozialen Grundbedürfnisse von Herrn F. nach Sicherheit und Geborgenheit und auch nach Status und Prestige gänzlich unbefriedigt waren. Das Pflegeteam beschloss daher, folgende validierende Pflegemaßnahmen aus der Biografie von Herrn F. zu setzen:

Herrn F. immer mit „Herr Direktor" ansprechen, Ego-stärkende Gespräche mit direktem Blickkontakt und Handmassage, dabei betonen: „Das sind die tüchtigen Hände, die so wunderbar Klavier gespielt haben." Die sensorische Reizsetzung aus der Biografie wird durch Folgendes bewerkstelligt: Kletterseil, Tannenzapfen, Moos (Bergsteigen), Holzstücke furniert und roh, auch ein Stück beschichtete Funderplatte, Sägespäne angreifen lassen (Arbeitswelt), Tannenduft einsetzen, Leim, Möbelpolitur und Bindemittel riechen lassen, täglich eine halbe Stunde mit dem Walkman klassische Klaviermusik und Barmusik mit Klavier anhören lassen, einmal im Monat Entspannungsbad mit Heublumenduft und dabei ebenfalls Kassette mit Klaviermusik abspielen lassen, auf dem Nachtkästchen immer mehrere Tageszeitungen und einige Bücher bereitlegen, die Zeitungen und Bücher auch angreifen lassen.

Nach einigen Wochen nahm Herr F. im Rollstuhl sitzend bereits wieder seine Mahlzeiten ohne fremde Hilfe ein und kommunizierte mit dem Pflegeteam nonverbal durch Handberührungen, Blickkontakt und Lächeln.

Hochbetagte desorientierte Menschen, denen die Fähigkeit zu kognitivem Denken bereits verloren gegangen ist und die sich bereits weit aus der Realität unserer Gegenwart zurückgezogen haben, werden sich durch den Einsatz validierender Pflegemaßnahmen emotional unmittelbar angesprochen, akzeptiert und respektiert fühlen, sich dadurch geborgener und sicherer, in ihrer Persönlichkeit angenommen fühlen, und – durch wiedergewonnenes Vertrauen emotional entspannt – auch ihre Pflegeumgebung zumindest teilweise besser annehmen können.

Gerade im offenen Konzept der Speziellen validierenden Pflege bieten sich viele Möglichkeiten an, einzelne Module auch in anderen Berufsgruppen spezifisch einzusetzen, und dadurch im Zusammenwirken des interdisziplinären Teams synergetisch Pflege- und Betreuungsqualität zu heben und zu sichern. Die Sinnhaftigkeit vieler Maßnahmen wird über den Rahmen des reinen Kosten- und Arbeitseinsatzes auch für Nichtpflegende transparent, und die Annäherung der einzelnen Berufsgruppen aneinander durch das klare Bewusstsein des gemeinsamen Zieles erleichtert und dauerhaft gestärkt.

7 Basale Stimulation

Brigitte Braunschmidt

Basale Stimulation® entstand als ein pädagogisches Konzept zur Förderung schwerstbeeinträchtigter Kinder und Jugendlicher. Es wurde in den siebziger Jahren von dem Sonderpädagogen und heilpädagogischen *Professor Dr. Andreas Fröhlich* entwickelt. Anfang der achtziger Jahre wurde es, in Zusammenarbeit mit *Fröhlich*, von der Krankenschwester und Diplompädagogin *M. A. Christel Bienstein* in die Pflege von Erwachsenen übertragen. Als Zielgruppe werden alle Menschen, die von Wahrnehmungsveränderungen betroffen oder bedroht sind, beschrieben.

All diese Menschen brauchen

- Viel körperliche Nähe, um direkte Erfahrungen machen zu können
- Körperliche Nähe, um andere Menschen wahrnehmen zu können
- Andere Menschen, die ihnen die Umwelt auf einfachste Weise näher bringen
- Andere Menschen, die ihnen Fortbewegung und Lageveränderung ermöglichen
- Jemanden, der sie auch ohne Sprache versteht und sie zuverlässig versorgt und pflegt

> Basal stimulierende Pflege kommt diesen Bedürfnissen entgegen. Der Betroffene muss nichts von sich aus leisten. Sein lebendiges Anwesendsein allein genügt, um in einen basalen Austauschprozess eintreten zu können.

So kann sich der Mensch durch eine bewusste Berührung in einer für ihn schwierigen, vielleicht auch chaotischen und fremden Welt als Einheit und Subjekt erleben. Dies kann besonders für alte Menschen im Pflegeheim mit seiner einerseits verwirrenden, Angst auslösenden und andererseits reizarmen und wenig abwechslungsreichen Umgebung von elementarer Bedeutung sein. Angebote und

Anreize aus den einzelnen Wahrnehmungsbereichen sollen an gemachte Erfahrungen und Erinnerungen anknüpfen und so eine Körper- und Sozialerfahrung, eine individuelle Entwicklung, über die der Betroffene selbst entscheidet, ermöglichen.
Folgende Wahrnehmungsbereiche unserer Sinne stehen hier zur Verfügung:

- Somatische Wahrnehmung: Über unser größtes Organ „Haut" kann Körpergrenze, ein „Ich bin", vermittelt werden.
- Vestibuläre Wahrnehmung: ermöglicht, sich in Bewegung zu spüren, eine Orientierung des eigenen Körpers im Raum.
- Vibratorische Wahrnehmung: bedeutet das „ganzheitliche Hören", die Tiefe des eigenen Körpers erfahren.
- Orale/olfaktorische Wahrnehmung: Der Mund als sehr intimer Bereich des Menschen dient nicht nur der Nahrungsaufnahme, viele Emotionen sind mit Geschmack und Geruch verbunden; je mehr Bewegung im Mund, desto mehr Wachheit.
- Taktile/haptische Wahrnehmung: Erst das „Begreifen" ermöglicht uns, die Erinnerung täglicher Abläufe wie Gesicht waschen, Zähne putzen, essen wieder wachzurufen.
- Auditive Wahrnehmung: Als Fernsinn kann sie helfen, vertraute Geräusche, Musik wahrzunehmen, aber uns auch vor Gefahren warnen; man kann nicht weghören.
- Visuelle Wahrnehmung: Sehen bedeutet ebenso Gefahr erkennen, aber auch Farbe, Sonne, Licht und vertraute Gesichter.

Um den Betroffenen erreichen zu können und für ihn passende Angebote auszuwählen, bedarf es einer Biografieerhebung und genauer Beobachtung. Beides ist unabdingbar, um mit dem Menschen in einen Dialog einzutreten.

> Gelingt es über eine elementare und lebensweltnahe Kommunikation eine interessante, angstfreie Beziehung aufzubauen, so kann Pflege persönlicher und weniger funktionsorientiert wahrgenommen werden. Pflege wird zur Begleitung, Förderung sowie zur individuellen Interaktion.

Fallbeschreibung

Ich versuche hier die Begegnung mit einer 91-jährigen Frau in einem Pflegeheim darzustellen. Ich habe sie sieben Tage, täglich ca. 4-5 Stunden begleitet. Es folgen nun Auszüge aus meinem Bericht:

1. *Biografie*
   Frau N. ist Wienerin und hat drei Kinder. Nach der Scheidung lebt sie mit ihren beiden Töchtern (der Sohn ist beim Vater geblieben) in einem Wohnheim. Um zu überleben, arbeitet sie als Schneiderin und Putzfrau. Sie verliert nie ihren Humor und ist voller Hoffnung. Sie ist eine Kämpfernatur, beweist Willensstärke und findet immer einen Ausweg. Ideen gehen ihr nie aus – Lametta für den Weihnachtsbaum aus Zwirnsfäden. Sie schmückt ihre Wohnung gerne und versorgt den Hund „Aline" in der Urlaubszeit ihrer Tochter. Sie ist Rechtshänderin und „Hören" gehört zu ihren bevorzugten Sinnen.

2. *Beobachtung*
   a. Ganzkörperwaschung: ... Nun kam eine zweite Pflegeperson dazu und sie betreuten Frau N. zu zweit weiter. Ihr gesamter Körper spannt sich an, die Beine heben sich in gestreckter Position vom Untergrund ab. Das Gesicht zieht sich zusammen und ich höre sie schreien. Die Arme sind fest auf den Oberkörper gepresst und die Hände zu Fäusten geschlossen.
   b. Besuch der jüngsten Tochter: ... Als die Tochter mit ihrer ganzen Handfläche und fest über die Stirn der Mutter fährt, schließt diese die Augen und liegt ruhig da. Später reicht ihr die Tochter den Stoffhund „Aline". Plötzlich zieht sich über das Gesicht von Frau N. ein breites Lächeln.

3. Gegenüberstellung

Situation	Früher	Jetzt
Körperpflege	Bevorzugt das Duschen mit kühlem Wasser, „nackt sein" gab es auch nicht vor den Kindern, gepflegtes Äußeres	Tägliche Ganzkörperwäsche im Bett, 1 x/Woche Vollbad mit Lifter, Haarpflege und Nagelpflege inkludiert
Körperkontakt	Berührungen und Küsse sind in der Familie üblich	Arbeitsorientierte Kontakte durch Pflegende und Ärzte, Eigenkontakt durch Arme und überkreuzte Beine, Streicheln und Küssen durch ihre Töchter (2-3 x/Woche)

4. Ressourcen

Reagiert auf die Umgebung, äußert Missfallen, kann sich entspannen, die Augen öffnen und schließen, erkennt Dinge und Personen, nimmt Blickkontakt auf, bewegt Mund und Zunge, kleine ganzkörperliche Bewegungen möglich, bewegt Arme und Beine.

5. Angebote

Meine Pflegepriorität Angstabbau bei pflegerischen Interventionen. Ich versuchte Frau N. folgendes zu bieten:
- Struktur im Tagesablauf und in den einzelnen Angeboten
- Sicherheit durch Einbeziehung aller Sinne (riechen, hören, tasten, spüren, …), klarer Beginn und klares Ende jeder Intervention, Oberkörperhochlagerung zum besseren Mitverfolgen, Akzeptanz ihrer Grenzen, Anpassung an ihr Tempo, Ermöglichung von Kontrolle durch Benennung aller Arbeitsschritte
- Klare Abgrenzung zwischen Ruhe und Aktivität und Gewähren von Ruhephasen
- Respekt und Achtung durch Ansprechen mit ihrem Nachnamen

a. somatische Stimulation:
   beruhigende Ganzkörperwaschung, um Entspannung zu ermöglichen, Körpergrenzen wahrnehmbar machen; umgrenzende Lagerung: zur Einleitung der Ruhephase und Wahrnehmung der Körpergrenze eincremen; in beruhigender Weise; Initialberührung zur Begrüßung und Verabschiedung
b. vestibuläre Stimulation:
   bei Lagewechsel langsame, schaukelnde Bewegungen, um den Gleichgewichtssinn bewusst zu fördern, aber nicht zu überfordern, bei Anzeichen von Angst oder Schmerz – sanftes Schaukeln zur Beruhigung
c. taktile/haptische Stimulation[29]:
   mit Linsen und Bohnen zur bewussten Wahrnehmung der Hände und Finger und Lösen der Faust (Linsen und Bohnen setzte ich als bekannt voraus)
d. auditive Stimulation:
   kurze Geschichten mit klarem Inhalt, Angebot über ihren bevorzugten Sinn

6. *Auszüge aus der Begegnung*
Ich beginne die Ganzkörperwaschung an den Beinen, gefolgt von Oberkörper und Händen. Schon am zweiten Tag erhöht sich ihr Muskeltonus nicht und sie toleriert die Berührung. Ihre Hände und Arme sowie ihr Oberkörper sind nur schwer zugänglich und ich entscheide mich hier bewusst diese Grenze zu akzeptieren und wasche nur an den Stellen, die sie ohne Anspannung und Jammern zulässt, auch ohne jegliche Bekleidung. Es dauert zwei Tage, bis sie das Waschen der Arme und Hände geschehen lassen kann. Am fünften Tag kann ich das Nachthemd gemeinsam mit ihr anziehen: Sie hebt die Arme und ich kann diese umfassen und hochheben. Alles erfolgt ohne Protest von ihrer Seite.

---

[29] eine der 5 Sinneswahrnehmungen (sensory perception)

Etwas, das uns beiden gleichermaßen gefällt, ist das Eincremen des Gesichtes. Hier kann sie sich von Anfang an entspannen, das Gesicht wird weich, die Augen schließen sich und man hört tiefes Seufzen. So wähle ich in der Folge diese Tätigkeit für die tägliche Verabschiedung. In der Ruhephase, die ich mit einer umgrenzenden Lagerung einleite, schließt sie die Augen, um mich nach dieser Phase mit offenen Augen zu empfangen. Beim Vorlesen der Geschichte kann ich nicht wirklich sagen, ob sie zuhört. Sie hat die Augen offen und Bilder, die ich ihr zeige, werden genau betrachtet – sie wandert mit den Augen von oben nach unten. Ich nehme vermehrte Mundbewegungen wahr. Täglich biete ich ihr im taktile/haptischen Bereich für ihre geschlossenen Fäuste Linsen und Bohnen an, streue sie über ihre Handrücken und drücke sie fest. Am siebenten Tag sind die Finger der rechten Hand geöffnet und ich lege ihr die Decke hinein.

Durch den Kontakt mit dem Konzept der Basalen Stimulation® in der Pflege hat sich mein Umgang mit den mir anvertrauten Menschen verändert. Es folgte eine intensive Auseinandersetzung mit meinem pflegerischen Tun. Was ich bisher unter Pflege verstand oder zu verstehen glaubte, bekam nun einen anderen Stellenwert sowie einen anderen Blickwinkel. Pflege konnte viel mehr sein als nur die Bekämpfung von Krankheit. Ich verstand mich nicht mehr allein als Ausführende, sondern begann die Beziehung zu diesem Menschen zu planen und zu gestalten. Ich durfte beglückende und berührende Momente erleben. Nicht das Tun, nicht die Handlung war entscheidend, sondern der bewusste Aufbau von Kommunikation und Interaktion zwischen mir und diesem Menschen. Er durfte sich als Einheit und Mensch mit Identität erfahren.

Basale Stimulation® in der Pflege ist keine Methode, keine Technik, sondern ein Konzept, das offen ist für neue Ideen, Gedanken. Eine Weiterentwicklung ist von allen Beteiligten erwünscht.

Werner, B.: Konzeptanalyse Basale Stimulation®, 2. Aufl. Bern, Verlag Hans Huber 2002.

8 Geriatrisches Assessment

Gabriele Thür

Definition

Das Wort Assessment aus dem Englischen übersetzt bedeutet Bestimmung, Beurteilung. Es wird eine systematische Beurteilung oder Einschätzung beim geriatrischen Bewohner durchgeführt. Welche Chancen haben alte, bedürftige Menschen zu Hause oder im Geriatriezentrum/Pflegeheim?

In späteren Lebensabschnitten kommen Menschen immer wieder in Situationen, in denen sie ohne fremde Hilfe nicht zurechtkommen würden. Vor allem dann, wenn im Alter die körperlichen und geistigen Kräfte nachlassen. Pflegebedürftigkeit ist das Unvermögen, die Verantwortung für die eigene Gesunderhaltung zu übernehmen, sei es durch Krankheit oder altersbedingte Behinderung. Durch den zunehmenden Verlust körperlicher Reserven ist der alternde Mensch anfälliger für neue Krisen, und das Risiko für Folgeerkrankungen steigt. Deshalb ist die Prävention von großer Bedeutung. Einschneidende Lebensereignisse wie akute Erkrankungen, Verlust von nahen Angehörigen oder Immobilität häufen sich und führen wie die Auseinandersetzung mit dem nahen Tod dazu, dass auch die psychische Belastbarkeit älterer Menschen sinkt.

Der alte Mensch in der Institution hat Angst, seine Selbstständigkeit zu verlieren, eine Aufnahme in ein Heim gehört zu den größten Befürchtungen.

Soziale Kontakte können nicht mehr erfüllt werden, eine soziale Isolation ist die Folge.

In der Geriatrie hat ein Umdenkprozess stattgefunden.

> Pflegebedürftigkeit wird nicht mehr länger als unveränderbarer Zustand in der Endphase des Lebens betrachtet.
> Die Beurteilung und daher das Ausmaß der Pflegebedürftigkeit festzustellen, ist Aufgabe des Geriatrischen Assessments.

8 Geriatrisches Assessment

Zu einem Geriatrischen Assessment gelangt man nur unter der Voraussetzung einer funktionierenden multiprofessionellen Zusammenarbeit von im Allgemeinen Ärzten, Pflegepersonen, Physiotherapeuten, Ergotherapeuten und Logopäden, Sozialarbeitern und Diätassistenten.

Der nächste Schritt ist, ein geeignetes Instrument zu finden, mit dem gearbeitet wird.

Hier werden einige vorgestellt.

Der Pflegeprozess

Durchgeführt von den Pflegepersonen (extra- wie intramural anwendbar)

- Pflegeanamnese
- Pflegediagnose
- Pflegeziel
- Pflegemaßnahme
- Evaluierung

Barthel-Index Maryland State Med. J. 1965

ADL: Activities of Daily Living = Aktivitäten zur täglichen Lebensführung

Der Barthel-Index ist die meistverbreitete Messmethode und beschreibt sehr gut den Fortschritt wie Verlauf, den der Patient erzielt oder auch nicht.

Anhand des Bogens mit 10 Fragen erfolgt auf einer Skala von 0 bis 100 eine Klassifikation der aktuellen Hilfsbedürftigkeit.

Die zehn Funktionen des täglichen Lebens lauten:	
Essen	Punkte
Unabhängig, isst selbstständig, benutzt Geschirr und Besteck	10
Braucht Hilfe, z.B. Fleisch oder Brot schneiden	5
Nicht selbstständig, auch wenn o.g. Hilfe gewährt wird	0

Bett-(Rollstuhl-)Transfer

Unabhängig in allen Phasen der Tätigkeit	15
Etwas Hilfe oder Beaufsichtigung notwendig	10
Erhebliche Hilfe beim Transfer, Lagewechsel Liegen-Sitzen selbstständig	5
Nicht selbstständig, auch wenn o.g. Hilfe gewährt wird	0

Waschen

Unabhängig beim Waschen von Gesicht und Händen, Kämmen, Zähneputzen	5
Nicht selbstständig bei o.g. Tätigkeiten	0

Toilettenbenutzung

Unabhängig in allen Phasen der Tätigkeit (inkl. Reinigung)	10
Benötigt Hilfe z.B. wegen unzureichenden Gleichgewichtes oder bei der Kleidung/Reinigung	5
Nicht selbstständig, auch wenn o.g. Hilfe gewährt wird	0

Baden

Unabhängig bei Voll- oder Duschbad in allen Phasen der Tätigkeit	5
Nicht selbstständig bei o.g. Tätigkeit	0

Gehen auf Flurebene

Unabhängig beim Gehen über 50 m. Hilfsmittel erlaubt, kein Gehwagen	15
Geringe Hilfe oder Überwachung erforderlich, kann mit Hilfsmittel 50 m weit gehen	10
Nicht selbstständig beim Gehen, kann aber Rollstuhl selbstständig bedienen, auch um Ecken und an einen Tisch heranfahren, Strecke mind. 50 m	5
Nicht selbstständig beim Gehen oder Rollstuhlfahren	0

Treppensteigen

Unabhängig bei der Bewältigung einer Treppe (mehrere Stufen)	10
Benötigt Hilfe oder Überwachung beim Treppensteigen	5
Nicht selbstständig, kann auch mit Hilfe nicht Treppensteigen	0

An- und Auskleiden

Unabhängig beim An- und Auskleiden (ggf. auch Korsett oder Bruchband)	10
Benötigt Hilfe, kann aber 50% der Tätigkeit selbstständig durchführen	5
Nicht selbstständig, auch wenn o.g. Hilfe gewährt wird	0

8 Geriatrisches Assessment

Stuhlkontrolle

Ständig kontinent	10
Eigentlich kontinent, maximal einmal/Woche inkontinent	5
Häufiger/ständig inkontinent	0

Urinkontrolle

Ständig kontinent, ggf. unabhängig bei der Versorgung eines DK/Cystofix	10
Gelegentlich inkontinent, maximal einmal/Tag, Hilfe bei ext. Harnableitung	5
Häufiger/ständig inkontinent	0

Mini-Mental State Examination (MMSE)

(Folstein, M. F, Folstein, S. E., McHugh, P. R. 1975)

Bei diesem Test werden die kognitiven Leistungen sowie zeitliche und räumliche Orientierung erfragt und eingestuft.

Dies erfolgt durch 30 Fragen z.B. zum Datum, zur Tageszeit, oder anhand von Sprechübungen, Kopfrechnen und Zeichenaufgaben. Auszug:

- Welches Jahr haben wir?
- Welche Jahreszeit haben wir?
- Wie lautet der Name dieses Krankenhauses/Pflegeheimes?
- Ziehen Sie von 100 jeweils 7 ab!
- Buchstabieren Sie „Stuhl" rückwärts!

Anamnese des diplomierten Sozialarbeiters[30]

Diese erfasst:

- soziales Umfeld,
- Lebens- und Wohnsituation,
- Aktivitäten,
- welche sozialen Hilfen bis jetzt in Anspruch genommen wurden

---

[30] Christoph Hink, www.pflegenetz.at

und erstellt daraus in Absprache mit dem betroffenen Menschen die Zielplanung.

Depressionsskala

Mit ihr wird wird die emotionale und psychische Verfassung überprüft.

Tinetti-Test

Hier geht es um die Überprüfung der Mobilität. Mit dieser Einstufung wird die Sturzgefährdung festgehalten.
Insgesamt werden 20 Kriterien bewertet. Die Punkteanzahl ergibt die Sturzgefährdung von deutlich erhöht bis normal, wobei die niedere Punkteanzahl für eine erhöhte Sturzgefährdung steht.

Auszug aus dem Tinetti-Test

1. Sitzbalance auf dem Stuhl
0 = lehnt zur Seite, rutscht im Stuhl
1 = sicher stabil

2. Aufstehen
0 = ohne Hilfe nicht möglich
1 = möglich, aber braucht Arme
2 = möglich ohne Benützung der Arme

3. Versuche aufzustehen
0 = unmöglich ohne Hilfe
1 = möglich, aber mehr als ein Versuch
2 = möglich in einem Versuch

FIM: Funktionale Selbstständigkeitsmessung[31]

FIM nimmt immer mehr an Bedeutung zu.
FIM ist ein Instrument zur Erfassung der Selbstständigkeit bei den Aktivitäten des täglichen Lebens. Es unterscheidet sich vom Barthel-

---

[31] vgl. Internationale Vereinigung für Assessment in der Rehabilitation – IVAR e.V. 1999.

8 Geriatrisches Assessment

Index dadurch, dass die Einstufung genauer ist. Sie ist differenzierter und daher ist eine Erhebung zwar aufwändiger, aber der Verlauf ist besser dokumentiert.

Die Arbeitsgruppe von FIM orientiert sich unter anderem auch am Original des Center for Functional Assessment Research Foundation (CFARF) der State University of New York. Mit diesem Manual sollen die einheitliche Anwendung von FIM, die Auswertung für wissenschaftliche Zwecke und die Vergleichbarkeit der Ergebnisse im deutschsprachigen Raum gefördert werden.

Die Arbeitsgruppen von FIM befinden sich in Österreich, der Schweiz und Deutschland.

Eine Einschulung für FIM wird empfohlen.

FIM dient als Instrument zur Verbesserung der Kommunikation, der Forschung und Evaluation sowie dem Benchmarking.

FIM enthält eine 7-Punkte-Skala, mit der die wichtigsten Aktivitäten des täglichen Lebens von völlig selbstständig bis völlig unselbstständig eingestuft werden.

Folgende Aktivitäten des täglichen Lebens werden mittels FIM erfasst

Selbstversorgung
A. Essen/Trinken
B. Körperpflege
C. Baden/Duschen/Waschen
D. Ankleiden oben
E. Ankleiden unten
F. Intimhygiene

Kontinenz:
G. Blasenkontrolle
H. Darmkontrolle

Transfer:
I. Bett/Stuhl/Rollstuhl
J. Toilettensitz
K. Dusche/Badewanne

Fortbewegung:
L. Gehen/Rollstuhl
M. Treppensteigen

Kommunikation:
N. Verstehen akustisch/visuell
O. Ausdruck verbal/nonverbal

Kognitive Fähigkeiten:
P. Soziales Verhalten
Q. Problemlösung
R. Gedächtnis

Für die einzelnen 18 Aktivitäten gilt sieben als der höchste und eins als der niedrigste Wert für die Selbstständigkeit in der jeweiligen Fähigkeit.
Die Aktivität Körperpflege nun im Auszug:

Körperpflege

Diese Aktivität ist eine Zusammenfassung von fünf Einzelaktivitäten:

1. Mund- und Zahnpflege
2. Haare kämmen (nicht waschen)
3. Gesicht waschen
4. Hände waschen
5. Rasieren oder Auftragen von Pflegemitteln bzw. schminken

Die Einschätzung beginnt, nachdem der Patient bzw. die Patientin am Waschbecken steht oder sitzt.

7

Völlige Selbstständigkeit: Der/die Patient/in putzt die Zähne oder Zahnprothese, kämmt oder bürstet die Haare, wäscht Hände und Gesicht und rasiert oder schminkt sich. Er/sie erledigt sämtliche Vorbereitungs- und Nachbereitungsaktivitäten selbst. Die Aktivitäten werden ohne Gefährdung ausgeführt.

6

Eingeschränkte Selbstständigkeit: Die eingeschränkte Selbstständigkeit zeigt sich z.B. durch Folgendes:

- Der/die Patient/in braucht eine spezielle Ausrüstung (einschließlich Prothese oder Orthese), um die Aktivitäten der Körperpflege auszuführen.
- Oder er/sie braucht länger als angemessen.
- Oder es gibt geringfügige Bedenken hinsichtlich der Sicherheit, allerdings beachtet dies der/die Patient/in von sich aus.

5

Beaufsichtigung/Vorbereitung: Die Beaufsichtigung/Vorbereitung zeigt sich z.B. durch Folgendes:

- Der/die Patient/in braucht Hilfe beim Bereitlegen der Pflegemittel.
- Oder er/sie braucht Hilfe beim Öffnen und Schließen von Behältern.
- Oder er/sie braucht Hilfe beim An- und Ablegen von Prothesen und Orthesen.
- Oder er/sie braucht Stichworte, Hinweise oder gutes Zureden, um die Aufgabe zu Ende zu führen.
- Oder er/sie benötigt Beaufsichtigung, weil Sicherheitsbedenken bestehen.

4

Kontakthilfe/geringe Hilfestellung: Die Kontakthilfe/geringe Hilfestellung zeigt sich z.B. durch Folgendes:

- Der/die Patient/in kann vier der fünf Einzelaktivitäten selbst durchführen.
- Oder er/sie braucht Kontakthilfe bei allen fünf Aktivitäten, z.B. beim Rasieren unter dem Kinn, beim Kämmen der Haare am

Hinterkopf, beim Herausnehmen der Zahnprothese, beim Abtrocknen der Fingerzwischenräume.

Er/sie braucht Hilfe zu weniger als 25%.

3

Mäßige Hilfestellung: Die mäßige Hilfestellung zeigt sich z.B. durch Folgendes:

- Der/die Patient/in kann drei der fünf Einzelaktivitäten selbst durchführen.
- Oder er/sie braucht mäßige Hilfe bei allen fünf Aktivitäten, z.B. beim Waschen einer Hand, beim Zähnebürsten und Haarekämmen.

Der/die Patient/in braucht weniger als 50% Hilfestellung.

2

Ausgeprägte Hilfestellung: Die ausgeprägte Hilfestellung zeigt sich z.B. durch Folgendes:

- Der/die Patient/in kann zwei der fünf Einzelaktivitäten selbst ausführen, z.B. Haare kämmen und Gesicht waschen.
- Oder er/sie braucht ausgeprägte Hilfestellung bei allen fünf Aktivitäten, z.B. muss die Hand geführt werden.

Der/die Patient/in braucht Hilfe zu mehr als 50%, jedoch zu weniger als 75%.

1

Völlige Unselbstständigkeit: Die völlige Unselbstständigkeit zeigt sich z.B. durch Folgendes:

- Der/die Patient/in kann nur eine der fünf Aktivitäten selbst durchführen, z.B. das Gesicht waschen.

- Oder er/sie kann oder will nichts zu seiner/ihrer Körperpflege beitragen.

Der/die Patient/in braucht 75% oder mehr Hilfe.

Die Vorteile des Geriatrischen Assessments sind:

- Grundlage in der Pflegeforschung
- Qualitätssicherung in der Betreuung und Behandlung
- Dokumentierte Verlaufskontrollen
- Benchmarking mit vergleichbaren Institutionen
- Erkennen von Faktoren, die z.B. zu einer sozialen Vereinsamung führen können

9 Case und Care Management – Ziel und Anwendungsmöglichkeit in der extramuralen Betreuung

Charlotte Sühs

Die Begriffe Case Management und Care Management kommen aus den angloamerikanischen Ländern. Das Aufgabengebiet dahinter entstand durch die Notwendigkeit, extramurale Betreuung zu sichern und effizient zu gestalten.

Beschreibung von Case und Care Management:[32]

Case Management ist eine spezifische Arbeitsweise, mit deren Hilfe psychosoziale und medizinisch-pflegerische Dienste für bestimmte Personen oder Zielgruppen koordiniert werden. Die Unterstützung für die Klienten liegt in der Hilfestellung bei der Auswahl und Inanspruchnahme der vielfältigen Angebote. Das heißt, im Case Management erhält die einzelne Person mit ihren individuellen Bedürfnissen die unmittelbare organisatorische Unterstützung.

Care Management kümmert sich um die bedürfnis- und bedarfsorientierte Versorgung in einer bestimmten Region, z.B. einer Gemeinde oder eines Bezirkes, für eine spezifische Bevölkerungsgruppe, beispielsweise pflegebedürftige alte Menschen.

Der Case Manager übernimmt für den Klienten die Funktion des Koordinators von Dienstleistungen sowie die des „Anwaltes" gegenüber anderen Leistungserbringern und Organisationen und ist ein Berater.[33]

Aufgabe als Koordinator

Nach Einschätzung der Probleme der zu betreuenden Person werden die notwendigen Dienstleistungen identifiziert. Gemeinsam

---

[32] Ertl R., Kratzer U.: Hauskrankenpflege wissen – planen – umsetzen. Facultas 2002, S. 68-69.

[33] Wild M.: Fortbildungsbrief. Curriculum, Nr. 2/3 2002.

mit dem Klienten und den Bezugspersonen wird ein Betreuungsplan erstellt. Die finanzielle Situation der Klienten, die eigenen Ressourcen und das Leistungsangebot sind zu berücksichtigen.

Aufgabe als „Anwalt"
Fürsprache und Unterstützung, um die notwendige Hilfestellung zu bekommen. Der Case Manager stellt sich auf die Seite der Klienten, um eine bedarfs- und bedürfnisgerechte Leistungserbringung zu sichern. Hilfestellung z.B. bei Antragstellung für Rezeptgebührenbefreiung oder Pflegegeld.

Aufgabe als Berater
Hilfestellung bei der Erhaltung der Ressourcen bzw. bei der Annahme von fremder Betreuung.
Phasen des Case Management (CM) festgelegt durch die National Association of Social Workers (NASW, 1992):

- Identifikation – meint aktives Auffinden von Patienten oder Gruppen von Menschen, die vom CM profitieren könnten, z.B. im Krankenhaus.
- Assessment – meint die systematische Erhebung und Analyse individueller Versorgungsbedürfnisse und objektiv feststellbarer Problem- und Bedarfslagen.
- Planung – meint die Vereinbarung von kurz-, mittel- und langfristigen Versorgungszielen und Entwicklung eines entsprechenden Versorgungsplanes.
- Implementierung – meint die Umsetzung des Versorgungsplanes durch aktive Verbindung der einzelnen Komponenten.
- Monitoring – meint die kontinuierliche Überprüfung der Zielerreichung, der Qualität und der Effizienz der erbrachten Leistungen.
- Evaluierung – meint die abschließende Auswertung der erbrachten Leistungen bzw. der durchgeführten Koordination nach zuvor vereinbarten Kriterien.

Case und Care Management kann von allen Gesundheits- und Sozialberufen durchgeführt werden. Aufgabe ist es, ein problem- und bedarfsadäquates Angebot, abgestimmt auf die Individualität der zu betreuenden Personen, zusammenzustellen.

10 Sexualität im Alter – ein Tabu?

Michael Frank

10.1 Definition des Begriffes „Tabu"

Im täglichen Sprachgebrauch verwendet, hat ein Tabu immer etwas mit Verboten und Vermeidungsverhalten zu tun. Wenn man diesen Begriff jedoch von seinem polynesischen Ursprung her betrachtet, steckt mehr dahinter. Im dtv-Lexikon wird dieses Wort folgendermaßen beschrieben: *„Religiös bestimmtes Verbot oder Meidungsgebot, z.B. bei manchen südamerikanischen Indianern das Verbot, den Namen eines Verstorbenen auszusprechen, oder bei vielen Jägervölkern das Verbot sexueller Betätigung vor der Jagd. Ein in fast allen bekannten menschlichen Gesellschaften gültiges Tabu ist das Inzest-Tabu. In Gesellschaften ohne ausgebildeten Justizapparat (besonders bei den ‚primitiven' Völkern) ersetzt die von Kindheit an anerzogene Beachtung von Tabus, die oft ein kompliziertes Regelsystem bilden, den Gesetzeskodex"*[34]. **Sabine Helmers** schreibt in ihrem Buch über Tabu und Faszination (darin wird vor allem die Thematik des Todes und der Einstellung zu Toten abgehandelt) Folgendes: *„Durch Tabu verbotene Personen, Dinge, Worte und anderes unterliegen besonderen ‚übernatürlichen' Kräften bzw. Mächten, tragen diese Kräfte in sich. Das Tabu-Verbot hat magisch-religiösen Charakter, und eine Verletzung zieht ‚übernatürliche' Bestrafung nach sich. Darüber hinaus werden Übertretungen mit gesellschaftlichen Sanktionen geahndet, sofern es sich um allgemeine Tabus handelt"*[35].

Zusammenfassend kann gesagt werden, dass ein Tabu komplexer und umfassender ist als ein einfaches Verbot, dass aber ganz persönliche Verbote durchaus den Stellenwert eines Tabus einnehmen können. Auch die Allgemeingültigkeit ist nicht in jedem Fall ge-

---

[34] dtv-Lexikon, Band 18, Sud – Tur, 1990, S. 63.

[35] Helmers, S.: Tabu und Faszination – Über die Ambivalenz der Einstellung zu Toten. Dietrich Reimer Verlag 1989, S. 26.

geben, sondern Tabuvorstellungen unterliegen individuellen und gruppendynamischen Veränderungen und Wandlungen in den Werthaltungen.

Im Folgenden möchte ich, aus meiner Sicht, einige mögliche Ursachen erläutern, die zu einer Tabuisierung der Alterssexualität führen können.

10.2 Mögliche Ursachen für die Tabuisierung der Alterssexualität

1. *Tabuisierung der Alterssexualität aufgrund frühkindlicher Erfahrungen:*

> *„Um auf Fragen zur Sexualität im Alter zufrieden stellende Antworten zu finden, gilt es, einen Blick auf die eigenen Sozialisationsbedingungen in Familie, Schule und Beruf zu werfen. Denn Sexualität im Alter ist auch eine Frage nach der eigenen gelebten und nicht gelebten Sexualität"*[36].

Schon in frühester Kindheit und später im Laufe der Erziehung entscheidet sich, wie man Sexualität später lebt und erlebt. Dabei ist das Vorbild der Eltern in der Bejahung des eigenen Geschlechts, im verantwortungsvollen Umgang mit Geschlechtlichkeit und körperlicher Entwicklung, im Vermeiden von tradierten Rollenbildern und Klischees, im Verwenden der geeigneten Sprache, im rücksichtsvollen Verstehen des Partners und zuletzt im offenen Austragen und Bewältigen von Konflikten und Problemen für die Heranwachsenden von größter Bedeutung. Wichtig erscheint es mir auch, dem Nachwuchs zu vermitteln, dass Sexualität zu den Grundbedürfnissen des Menschen an sich gehört und nicht Personen eines bestimmten Alters vorbehalten bleibt. *Erwin Ringel* schreibt dazu: *„Zwei Lebensperioden sind es, in denen Menschen von ihrer Umwelt besonders krass benachteiligt werden: die Kindheit und das*

---

[36] Frieling-Sonnenberg, W.: Das Schweigen durchbrechen – Frühkindliche Erfahrungen und gesellschaftliche Bedingungen bestimmen die Einstellung zur Sexualität im Alter (Teil 2). Altenpflege 1994; 6: 386.

Alter – ‚Randgebiete' eben"[37]. Das Ablehnen der Alterssexualität oder das Gefühl des Unästhetischen, welches manche Menschen bei dem Gedanken daran beschleicht, ist meistens Ausdruck nicht bewältigter Kindheitstraumen. Erleben Kinder alles, was mit Körper, Trieben und Lust zu tun hat, nur als elterliche Einschränkung, Kontrolle oder sogar Bestrafung, ist es nicht verwunderlich, dass sie als alte Menschen ihr Gewissen belasten, wenn sie onanieren, obwohl die Selbstbefriedigung durch das Fehlen eines Partners oft die einzige Möglichkeit darstellt, sich sexuell zu entspannen. *„Befriedigung – darin liegt ja das Wort Frieden. Der Wunsch ist bei mir nie erloschen, ich bin schon so lange allein (Frau O.)"*[38].
Andere alte Menschen äußern ihre unterdrückten und verdrängten sexuellen Bedürfnisse durch anzügliche Bemerkungen, Grapschen, Fixieren auf Ausscheidungen und enthemmte sexuelle Handlungen bzw. Aggression (wobei in diesem Fall auch ein hirnorganischer Abbau eine Rolle spielen kann). Ein zusätzliches Problem ist meiner Meinung nach dadurch gegeben, dass in den meisten Alten- und Pflegeheimen Intimität, individueller Freiraum und Wahrung der persönlichen Scham nur eingeschränkt, zumeist aber gänzlich unmöglich sind. Diese Fakten, gepaart mit der eigenen Geschichte und persönlichen Erfahrungen, erlauben es vielen Alten nicht, Sexualität in Würde zu leben und zu erleben. Der Diplomsoziologe und Diplomgesundheitswissenschaftler *Wilhelm Frieling-Sonnenberg* meint dazu: *„Gelebte und nicht gelebte sexuelle Bedürfnisse sind vorrangig verbunden mit einer individuell erlebten Bedürfniserfahrung, das heißt auch mit der Frage danach, in welcher Qualität im Kindesalter Selbstbewusstsein und Körperbewusstsein gefördert wurden"*[39]. Wer also das Thema Sexualität vor

---

[37] Ringel, E.: Das Alter wagen – Wege zu einem erfüllten Lebensabend. dtv 1994, S. 70.
[38] Borchert, M. et al.: Älterwerden – Lust oder Last. ÖBV 1991, S. 172/173.
[39] Frieling-Sonnenberg, W.: Das Schweigen durchbrechen – Frühkindliche Erfahrungen und gesellschaftliche Bedingungen bestimmen die Einstellung zur Sexualität im Alter (Teil 2). Altenpflege 1994, 6: 388.

seinen Kindern mit der Etikette „Tabu" oder „Pfui" versieht, darf sicher sein, seinem Nachwuchs ein großes Problem mit auf den weiteren Lebensweg gegeben zu haben.

2. Gesellschaftliche Normen und Werte

„Jede Beurteilung des Status der Älteren und Alten, ihres gesellschaftlichen Ansehens und ihrer Macht muss auf der Grundlage der jeweils beherrschenden Strukturen der Gesellschaft und der dominierenden Werte einer Kultur erfolgen"[40]. Nun ist es aber eine Tatsache, dass uns die heutige Gesellschaft, kräftig unterstützt von der Werbeindustrie, das Bild einer ewig jungen, ästhetischen, dynamischen und schönen Sexualität vermittelt, die Alterssexualität dabei aber völlig ausklammert. Diese wird alten Menschen einfach nicht zugestanden, obwohl es sich doch schon überall herumgesprochen haben dürfte, dass diese Personen auch noch sexuelle Bedürfnisse haben und diese auch leben, was aus verschiedensten Untersuchungen und Befragungen hervorgeht. Zudem gilt, meines Erachtens, immer noch das Zitat *Wolfgang Cyrans: „Nicht die Schönheit bestimmt, wen wir lieben, sondern die Liebe bestimmt, wen wir schön finden"*[41].

Die abwertenden Einstellungen werden vor allem auf dem Rücken der alten Frauen ausgetragen, von denen man meint, ihre Sexualität ende sozusagen mit dem Klimakterium, während es bei Männern toll und schicklich ist, bis ins hohe Alter sexuell aktiv zu sein und mit ihrer anscheinend nie versiegenden Potenz zu prahlen. *Rotraud A. Perner* schreibt dazu: *„Die katholische Richtlinie, Geschlechtsverkehr nur um ein Kind zu zeugen, förderte den Mythos von der Asexualität der Frau ab Klimakterium ebenso wie vom ewigen Sexualhunger des Mannes. Beides wurde als ‚natürlich' definiert"*[42]. Das hat zur Folge, dass die Frauen oft das Klimakterium vorschüt-

---

[40] Rosenmayr, L.: Die Kräfte des Alters. Edition Atelier 1990, S. 41.
[41] Cyran, W., Halhuber, M. J.: Erotik und Sexualität im Alter. Gustav Fischer Verlag 1992, S. 94.
[42] Perner, R. A.: Scham macht krank – Sexualpädagogik, Sexualberatung, Sexualtherapie. aaptos Verlag 1997, S. 175.

zen, um dem Geschlechtsverkehr zu entgehen, da dieser meist mit Pflichterfüllung und nicht mit Lustempfinden einhergeht. Jeder alte Mensch hat seine eigene Biografie, sein gelebtes und sehr oft auch bewegtes Leben und hat aufgrund seiner Erziehung oder aus sich selbst heraus einfach nicht mehr die Kraft, gegen falsche Normen und Werte anzukämpfen, ordnet sich daher den heute gültigen Standards in der Gesellschaft unter und bestätigt so de facto wiederum die von ihm kritisierte Gesellschaft.

Alterssexualität wird automatisch dadurch tabuisiert, dass Sexualität als Wettkampf und reine Befriedigungstechnik propagiert wird, ohne den unerlässlichen Personalbezug. Dabei haben gerade alte Menschen jene Reife und Verantwortung gegenüber dem Partner, die der jungen Generation so oft abgehen, was ja die Häufigkeit des Scheiterns von Beziehungen deutlich macht (z.B. Scheidungsraten). Noch dazu sind der menschliche Kontakt einer Beziehung, die Stärkung des Selbstbewusstseins und dadurch das Fernhalten von Einsamkeit und Isolation jene Faktoren, die alte Menschen jung halten und ein Leben in Würde ermöglichen. Ihre Lebenserfahrung und Weisheit bietet die Chance einer sexuellen Begegnung, von der Jugendliche nur träumen können. *„Ich empfinde jetzt viel tiefer und intensiver als in jungen Jahren (Christine F., 80 Jahre)"*[43].

In der heutigen Gesellschaft ist es auch nicht üblich, Zeit für den anderen zu haben, geschweige denn, über sexuelle Wünsche oder Probleme zu reden. *„Auf diese Weise missglückt ein Koitus nach dem anderen und das Leben wird, zumindest auf diesem Gebiet, zum Friedhof begrabener Wünsche"*[44]. Vielleicht mag auch jenes Klischee der Gesellschaft eine nicht unbedeutende Rolle spielen, dass Sexualität vielfach mit dem Begriff Fortpflanzung assoziiert wurde und wird. Überholte, den Leuten Angst machende und für die Erhaltung der eigenen „Autorität" und Macht bestens geeignete Moral-

---

[43] Daimler, D.: Verschwiegene Lust – Frauen über 60 erzählen von Liebe und Sexualität. Kiepenheuer und Witsch 1991, S. 15.

[44] Ringel, E.: Das Alter wagen – Wege zu einem erfüllten Lebensabend. dtv 1994, S. 79.

vorstellungen eines Teils der katholischen Amtskirche haben dazu beigetragen, dass alte Menschen ihre Sexualität schon lange begraben haben oder trotz des legitimen Wunsches danach nicht mehr über ihren Schatten springen können. Tradierte Rollenbilder und Werthaltungen solcher Art fördern nicht die Entwicklung einer reifen Genitalität und eines bewussten Bejahens des eigenen Geschlechts.

Normen und Werte kann eine Person, meiner Meinung nach, nur für sich alleine definieren. Natürlich gibt es sittliche Grundbausteine in einer Gesellschaft, an die sich die Menschen zu halten haben, um ein Miteinander zum Wohl aller überhaupt zu ermöglichen. Der Einzelne jedoch ist für das ständige Weiterbilden seines Gewissens, allenfalls auch für eine Korrektur obsoleter Werte durch kritisches Hinterfragen seiner Positionen, verantwortlich. Die eigene Vergangenheit, Erziehung, Erfahrungen und das Arbeiten an sich selbst lassen Werte menschlicher Sexualität (Einheit von Geist, Körper und Gefühlen) entstehen, die sich aus einem gereiften Ich am Du orientieren.

3. Die Ängste alter Menschen vor der Zukunft

Es ist durchaus verständlich, dass sich Menschen mit zunehmendem Alter Sorgen um ihren weiteren Lebensabend machen, seien es rein materielle Dinge (Existenzängste durch finanzielle Probleme), gesundheitliche Aspekte (Gebrechlichkeit, mögliche Demenz, Abhängigkeit als Pflegefall) oder zutiefst menschlich-soziale Fragen (Partnerschaft im Alter, etwaige Isolation, Einsamkeit und Tod). Das heißt, dass einerseits durch eigene Hemmungen die Sexualität im Alter eher unberücksichtigt bleibt, andererseits die oben erwähnten äußerlichen Faktoren zwangsläufig zu einem Verlust dieses Bedürfnisses führen, was bedauerlich ist, da die Sexualität einen fixen Bestandteil der Ganzheit eines Menschen darstellt.

| Die Ursachen für nicht gelebte Sexualität im Alter sind vielschichtig und klarerweise von der Biografie der betroffenen Person abhängig.

Hier seien nur einige in Frage kommende Punkte erwähnt, die keinen Anspruch auf Vollständigkeit erheben:

- Überlagerung durch Alltagsprobleme (siehe oben)
- Körperliche Beeinträchtigungen und Erkrankungen (chronische Schmerzzustände steigern z.B. nicht unbedingt die Lust auf sexuelle Betätigung)
- Vermindertes Bedürfnis nach Sexualität aufgrund negativer Erlebnisse in jahrelang nur erduldeten bzw. gescheiterten Beziehungen und Partnerschaften
- Natürlich gibt es auch alte Menschen, die zeit ihres Lebens der Sexualität nicht sehr viel an Bedeutung beigemessen und ihre Einstellung im Alter auch nicht mehr geändert haben.
- Ablehnung der Sexualität im Alter aufgrund gesellschaftlicher Zwänge, eigener Normvorstellungen oder ästhetischer Bedenken (wie reagiert mein Umfeld?)
- Nicht gelebte Sexualität mangels eines geeigneten Partners. Oft ist der Verlust des jahrelang gewohnten und geliebten Menschen ein Trauma mit schwerwiegenden Folgen für die oder den Hinterbliebene(n). Viele verlieren den sozialen Anschluss und schlittern in Einsamkeit und Isolation. Erschwerend kommt noch hinzu, dass Menschen der älteren Generation, und da vor allem Frauen, die Kriegswirren zu überstehen hatten, meist schon mehrmals in ihrem Leben Verluste (der Gatte oder der Sohn kam aus dem Krieg nicht mehr zurück) und Trennungen zu verkraften hatten. Einerseits können sich Frauen nach Trennungen im Vergleich zu Männern schneller erholen, da sie nun ihr Selbstbewusstsein, das ihnen vom Partner jahrzehntelang nicht zugestanden wurde, zu entwickeln imstande sind[45]. Andererseits haben es Frauen schwerer neue Beziehungen zu knüpfen, da das Interesse für Männer aufgrund tradierter Rollen-

---

[45] Frieling-Sonnenberg, W.: Pflegebeziehungen: zur Frage der gelebten und nicht gelebten Sexualität der Pflegenden und alten Menschen in Heimen. Pflege 1994, 7(4): 302.

bilder meist als „Anmache" verstanden wird, während den Männern das „Aufreißen" auch im Alter durchaus noch zugestanden wird. Trotzdem ist es generell für alte Menschen nicht einfach, neue Beziehungen einzugehen, da ihnen oftmals ein gewisser Konservativismus anhaftet, der es ihnen schwer macht, altgewohnte Gedanken und Handlungen abzustreifen und sich auf Neues einzulassen.

- Angst vor dem Versagen kann ebenfalls Mitschuld an nicht gelebter Sexualität tragen. *„Der Sorge, nicht mehr zu Höchstleistungen fähig zu sein oder gar, mitten im Akt, den sagenumwobenen plötzlichen Liebestod zu sterben, entledigen sich manche Männer auf radikale Weise: mit völliger Enthaltsamkeit"*[46]. Dabei stehen die Alten gar nicht mehr unter dem Stress und dem Leistungsdruck in Sachen „Sexualitätswettbewerb", es gilt für sie die gleiche Bandbreite an sexuellem Lusterleben, doch steht nicht das unbedingte Erreichen eines Orgasmus im Vordergrund, sondern es dominieren körperliche Nähe, Streicheleinheiten und der Austausch von Zärtlichkeiten. Die Spannung zwischen Über- und Unterforderung in der geschlechtlichen Beziehung kann nur in der gegenseitigen Wertschätzung und durch Gespräche abgebaut werden.

Die Ängste alter Menschen führen, aus den oben erläuterten Gründen, leider oft zu einer Ausklammerung und Tabuisierung der Alterssexualität, wobei die psychischen Ursachen höher zu bewerten sind als das körperliche Unvermögen.

4. Die Unkenntnis alter Menschen von körperlichen Veränderungen im Alter und deren möglichen Auswirkungen auf die Sexualität

Die etwas provokante Überschrift dieses Kapitels soll nicht etwa die Alten als Unwissende oder Ignoranten abstempeln, sondern darauf hinweisen, dass sich die ältere Generation durch gezielte

---

[46] Sulner, M.: Goldener Oktober – Es gibt ein Triebleben nach dem Rentenbescheid. Spiegel special 1993, 3: 59.

Vorsorge und Information über die körperlichen Veränderungen auf diese einstellen könnte, auf mögliche Beeinträchtigungen vorbereitet wäre und somit adäquat reagieren könnte (geänderte sexuelle Praktiken oder Stellungen beim Geschlechtsverkehr). Durch diese Maßnahmen wäre es wenigstens zu einem Teil möglich, die Tabuisierung der Sexualität aufgrund geänderter körperlicher Bedingungen hintanzuhalten. Alte Menschen merken, dass es zwar zu körperlichen Veränderungen in der Abfolge und Intensität der Erregungsphasen kommt, keine dieser Veränderungen aber die Freude am Geschlechtsverkehr mindern muss[47]. Sexueller Genuss ist deshalb im Alter nicht nur möglich, sondern aufgrund der gereiften Persönlichkeit besonders beglückend, obwohl oder vielleicht gerade weil der Ablauf ein langsamerer ist (organische Rückbildungen sind feststellbar, jedoch keine Degeneration der Sexualität). Ältere Frauen und Männer benötigen vielfach mehr Zeit für die sexuelle Stimulation, bevor ein Koitus möglich ist. Der Geschlechtsverkehr ist im Alter oft nicht mehr das Maß aller Dinge. *„Wenn man erst einmal erkannt hat, dass befriedigende Sexualität auch ohne Penetration möglich ist, kann man sich frei fühlen, um eine Vielzahl anderer Liebkosungen zu erkunden, die Befriedigung geben können"*[48]. Weiters möchte ich bemerken, dass die psychosozialen Einflüsse die körperlichen Veränderungen betreffend zu wenig erforscht sind und mögliche Suggestiveffekte durch diverse Erlebniserzählungen und medizinische Berichte ebenfalls beeinflussend wirken.
Im Anschluss beschreibe ich einige Prozesse des alternden Körpers, wobei diese Vorgänge nicht automatisch mit Krankheit verbunden sind.

---

[47] Kerres, A., Falk, J.: Sexualität ist kein Privileg der Jugend. Pflegezeitschrift 1995, 9: 552.
[48] Brown Dorres, P. et al.: Unser Körper – Unsere Seele. Über das Älterwerden. Ein Handbuch für Frauen. Rowohlt 1991, S. 177.

a) Altersbedingte körperliche Veränderungen der Geschlechtsorgane bei der Frau

Die Festigkeit der Labien nimmt zunehmend ab, auch das Fettgewebe am Schambein reduziert sich. Die Schambehaarung verliert an Farbe und die typische Kräuselung. Aufgrund hormoneller Umstellungen wird das Plattenepithel der Vagina dünner (Gefahr von Verletzungen und von Blasenentzündungen durch die mechanische Reizung beim Geschlechtsverkehr), die Elastizität des Gewebes lässt nach, eine eventuell auftretende Trockenheit der Schleimhaut kann Schmerzen verursachen. Allgemein benötigt die Vagina mehr Zeit, um die nötige Feuchtigkeit zu erlangen, Gleitmittel können zusätzlich verwendet werden, aber das grundsätzlich Wichtigste wäre einfach, einander Zeit zu geben, damit der Körper seinen physiologischen Funktionen nachkommen kann. Auch die weibliche Brust verändert sich durch eine altersbedingte Atrophie des Gewebes.

b) Altersbedingte körperliche Veränderungen der Geschlechtsorgane beim Mann

Auch bei Männern ist der Prozess der sexuellen Erregung deutlich verzögert. Die Erektion des männlichen Gliedes ist verlangsamt, die Refraktärzeit (Zeit, in der keine neuerliche Versteifung stattfinden kann) ist teilweise stark verlängert. Es ist durchaus ein Ausbleiben des Orgasmus möglich. Das Erleben der Ejakulation ist weniger eindrucksvoll als in jungen Jahren, da die Ausstoßungskraft durch eine Verminderung der Kontraktionen von Prostata und Samenblasen fehlt. Das Sperma kann aus der Urethra herauslaufen, ohne das Gefühl der Ejakulation zu vermitteln (Herabsetzung des Wollustgefühles)[49].

c) Extragenitale Veränderungen

Mögliche körperliche Begleiterscheinungen wie Verdauungsprobleme (Verstopfung) vor allem bei Frauen bzw. Veränderungen des

---

[49] Beller, F. In: Hauss, W. H., Oberwittler, W. (Hrsg.) Geriatrie in der Praxis. Springer-Verlag 1975, S. 187.

Körperbildes (beispielsweise Krampfadern) und Erkrankungen im Alter wie Adipositas, Gefäßveränderungen aufgrund von arteriosklerotischen Prozessen, Stoffwechselerkrankungen wie Diabetes mellitus, Osteoporose, Krankheiten des rheumatischen Formenkreises, hirnorganische Abbauprozesse etc., die das sexuelle Erleben beeinträchtigen können, sollen an dieser Stelle der Vollständigkeit halber erwähnt, der Themenabgrenzung wegen aber nicht im Detail erläutert werden.
Zusammenfassend kann gesagt werden, dass nur ein offenes Annehmen und Akzeptieren der normalen, aber auch der krankhaften körperlichen Prozesse im Alter, das Eingehen auf den Partner und das Gewähren von Zeit sexuelle Befriedigung und Enttabuisierung ermöglichen.

5. Die Alterssexualität – ein Tabu aus Gründen des Ekels?
Das Phänomen des Empfindens von Ekel in individuell unterschiedlicher Intensität und aus den diversesten Gründen begleitet uns Menschen ein Leben lang. Ekel spielt auch in Bezug auf Alterssexualität eine nicht unbedeutende Rolle, vor allem in Alten- und Pflegeheimen. Zumeist gestehen sich die betreuenden Pflegepersonen ihr Empfinden nicht ein, denn erstens spricht man nicht gerne über Tabuthemen und zweitens reagieren viele, angesichts der Erregung pflegebedürftiger Menschen, mit Verlegenheit und Abscheu. Dabei sind das öffentlich zur Schau gestellte Masturbieren, das Spielen mit Ausscheidungen, die anzüglichen Bemerkungen alter Menschen verständlich und letztlich ein Alarmsignal, mit dem sie ihren Bedürfnissen Ausdruck verleihen wollen. Denn fernab jedweder Privat- und Intimsphäre (zimmerweise Trennung der Geschlechter, Mehrbettzimmer, andauerndes Kommen und Gehen, ...) ist ein würdevoller Vollzug der Sexualität praktisch unmöglich. Die Diplomkrankenschwester *Brigitte Scharb* meint dazu: *„Einerseits bieten wir in den Altersheimen alle möglichen Aktivitäten an, um zu verhindern, dass alte Menschen in die Isolation abgleiten: geselliges Beisammensein, Tanz, Faschingsveranstaltungen. Wir unterbinden aber andererseits, dass Männer Frauen (oder umgekehrt) in deren*

Appartements besuchen"[50]. *Johannes Kipp* und *Gerd Jüngling* gehen mit diesen Aussagen d'accord, indem sie die auffordernde Frage *„Warum sind Einzelzimmer, die die Möglichkeit bieten, Beziehungen aufzunehmen, in Studentenwohnheimen mittlerweile selbstverständlich, in Altersheimen jedoch nicht?"*[51] stellen.

Der Umstand, dass Pflegepersonen z.B. angesichts kotverschmierter Intimbereiche oder unästhetischer Nacktheit Ekel empfinden oder mit Abwehr und Flucht reagieren, ist im Prinzip nichts Unehrenhaftes, solange die Grundhaltung der Wertschätzung gegenüber den zu Pflegenden gegeben ist.

Auch ist es durchaus angezeigt, Grenzen zu setzen, wenn das Personal selbst als Objekt der Begierde herhalten muss, denn diese Personen haben ebenfalls sexuelle Bedürfnisse, Schamgefühle und Phantasien. *Rotraud A. Perner* meint dazu: *„Wenn ältere Menschen sexuelle Bedürfnisse außerhalb einer Dauerbeziehung äußern, sei es auf der Suche nach Körperkontakt, sei es auf der Suche nach Bestätigung von sexuellem Ansehen, sind wir herausgefordert, eine respektvolle Umgangsform zwischen Akzeptanz der Person und Wahrung unserer eigenen Grenzen zu finden anstatt unwirsch oder demütigend zu reagieren"*[52].
In diesem Zusammenhang stellt sich auch die schon vielfach diskutierte Frage, inwieweit Pflegepersonen alten Menschen, die selbst dazu nicht mehr imstande sind, bei der Selbstbefriedigung behilflich sein sollten. Diesbezüglich möchte ich mich der Leserbriefmeinung einer Altenpflegerin aus München vollinhaltlich anschließen: *„Ohne Körperkontakte, Berührungen ist diese Arbeit undenkbar. Bei allen Berührungen, die über die pflegerische Arbeit, körperliche Hilfestellung, das Trösten etc. hinausgehen, würde für mich das Prinzip*

---

[50] Scharb, B.: Sexualität im Alter. Ein Tabuthema – für Großeltern und Enkel? CliniCum 1995, 66.

[51] Kipp, J., Jüngling, G.: Verstehender Umgang mit alten Menschen – Eine Einführung in die praktische Gerontopsychiatrie. Springer Verlag 1991, S. 40.

[52] Perner, R. A.: Scham macht krank – Sexualpädagogik, Sexualberatung, Sexualtherapie. aaptos Verlag 1997, S. 190.

10 Sexualität im Alter – ein Tabu?

der Freiwilligkeit auf beiden Seiten gelten, der Akzeptanz auf beiden Seiten. Mein Verständnis unseres Berufes schließt Hilfestellung bei sexuellen Problemen der alten Menschen nicht ein. Ich lasse mich außerhalb meines Berufes – gerade auch sexuell – nicht benutzen und in meiner beruflichen Umgebung ebenfalls nicht. In jedem Altersabschnitt gibt es unerfüllte Wünsche nach Zärtlichkeit und Sexualität; Einsamkeit gibt es (leider) auch in jedem Alter"[53].

Eine gute und bewährte Methode, mit der in diesem Punkt angesprochenen Problematik umzugehen, ist die Möglichkeit der Validation. Nochmals *Perner: „Auch hier hat das Validationsmodell Berechtigung: nämlich sanft und liebevoll jemand älterem leicht oder schwer Verwirrten seine Würde als sexuelle Person zu lassen, wenn er oder sie vielleicht gerade schönen Erlebnissen nachtrauert und/oder die Person, die ihm gegenübersteht, mit einer Person, die ihm/ihr einmal nahestand, verwechselt, oder Bezugspersonen durcheinander bringt"*[54].

Um eine Enttabuisierung der Alterssexualität in Alten- und Pflegeheimen annähernd zu erreichen, ist es unerlässlich, räumliche Bedingungen und Organisationsstrukturen zu verändern, klarerweise immer in Abstimmung mit den unumgänglich durchzuführenden betrieblichen Arbeitsabläufen. Zudem müsste im Team der Betreuungspersonen jene Atmosphäre herrschen, um offen über eigene Gefühle (Ekel, Grenzen setzen, …) und Probleme individuelle Erfahrungen austauschen zu können. Mit oder ohne eine solche Aussprachemöglichkeit bleibt aber letztlich die Einzelperson als Entscheidungsträger übrig. Der Diplompädagoge *Erich Schützendorf* formuliert dies so: *„Ich bleibe unsicher, wie viel Sexualität und welche Formen von Sexualität ich ertragen muss, zulassen darf oder ich mir zumuten will"*[55].

---

[53] Listl, M.: Der Stein des Anstoßes – Das Thema „Sexualität im Alter" schürt die Emotionen. Leserbrief in Altenpflege 1996, 7: 454.

[54] Perner, R. A.: Scham macht krank – Sexualpädagogik, Sexualberatung, Sexualtherapie. aaptos Verlag 1997, S. 190.

[55] Schützendorf, E.: Ekel und Erregung – Konfrontation mit Sexualität in der Altenpflege. Altenpflege 1996, 5: 355.

10.3 Praxisbezogene Strategien im Umgang mit der Sexualität alter Menschen

Immer wieder werden Pflegepersonen in der Patientenbetreuung mit der Sexualität ihrer Klienten und umgekehrt konfrontiert. In manchen Fällen ergeben sich durch verbale, aber auch körperliche Zudringlichkeiten zum Teil massive Probleme für die Betreuer.

a) Folgende Problembereiche, die allesamt authentische Ereignisse aus der Praxis darstellen, möchte ich kurz beispielhaft darstellen (intra- und extramuraler Bereich)

- Verbale sexuelle Übergriffe zum Teil heftigster und vulgärster Art
- Aufforderung zum Beischlaf
- So genanntes „Begrapschen"
- Das Betrachten von Pornofilmen just zu dem Zeitpunkt, zu dem die Pflegekraft die Wohnung betritt (extramuraler Bereich)

Diese Auflistung stellt nur einen kleinen Ausschnitt dar und erhebt keineswegs den Anspruch auf Vollständigkeit. Treten jedoch derartige Vorgänge auf, ist oftmals Rat- und Hilflosigkeit die erste Reaktion. So möchte ich überblicksmäßig ein paar Hinweise, die meiner Meinung nach wichtig für den Umgang und die Bewältigung sein können, geben. Ich warne aber davor, diese Tipps als eine Art Rezeptur jeder Patientengeschichte sozusagen überzustülpen, da sowohl die Klienten als auch die Pflegepersonen von unterschiedlichster Art und Prägung sind. Das heißt, die Lösung im Patientenbeispiel A kann oftmals die verkehrteste Problembewältigung im Patientenbeispiel B sein.

b) Nun zu den angekündigten möglichen Lösungsansätzen

- Direktes und klares Ansprechen der Situation bzw. der Belästigung
- Sich getrauen NEIN zu sagen – Abgrenzung – klare Grenzziehung

- Vernetzung innerhalb des Betreuungsteams
- Einholen von Rat bei einer Vertrauensperson
- Information der Leitung
- Besuch des Klienten durch eine Leitungsperson
- Wechsel der Bezugsperson
- Einstellen der Betreuung (nach Ausschöpfung aller möglichen Lösungsansätze)

Extra betonen möchte ich nochmals, dass jeder berechtigten Abgrenzung ein empathischer und wertschätzender Umgang mit den betroffenen Patientinnen und Patienten zugrunde gelegt werden muss. Es sollte aber nicht sein, dass Pflegepersonen als Lustobjekt missbraucht werden.

Eine weitere Hilfe sowohl für Betroffene als auch für Betreuer stellt das folgende Konzept dar, welches ich abschließend vorstellen möchte:

Der Verhaltenstherapeut *Jack Annon* entwickelte im Jahre 1976 das so genannte **Plissit-Modell**, um speziell auf sexuelle Fragestellungen in der Betreuungsfunktion eingehen zu können. Ziel ist es, einerseits das Thema in professioneller Weise aufzugreifen und anzusprechen und andererseits Grenzen zu setzen, um Überreaktionen zu vermeiden. Leider dürfte dieses Modell trotz seiner Einfachheit noch zu wenig verbreitet sein. Es beschreibt schrittweise Interventionen auf dem Gebiet der Sexualität in Form eines vierstufigen Vorgehens[56]:

- **P**ermission – Erlaubnis/Duldung
- **L**imited **I**nformation – Angemessene/Begrenzte Information
- **S**pecific **S**uggestions – Gezielte Vorschläge/Spezifische Empfehlungen
- **I**ntensive **T**herapy – Intensive Therapie

---

[56] Aulbert, E., Zech, D.: Lehrbuch der Palliativmedizin. Schattauer 1997.

Erlaubnis – Duldung

Duldung beschreibt das Aufgreifen und Annehmen des Problems und eine Einstellung, die es dem Patienten ermöglicht, mit seiner Geschlechtlichkeit entkrampft umzugehen und seine Bedürfnisse zu befriedigen. Dieser Bewusstseinsbildungsprozess beruht auf unserer Einstellung und Werthaltung und muss nicht verbal formuliert werden, sondern drückt sich im Umgang mit dem Patienten aus (Wahrung der Intimsphäre, anklopfen vor dem Betreten des Zimmers, die Aufforderung zum Eintreten abwarten, …).
Es ist aber durchaus auch möglich, dass die betreuende Person dem Patienten direkt zu verstehen gibt, dass sie bereit ist, über sexuelle Belange zu sprechen (offene Frage, Unterstützungsangebot). Studien belegen, dass Patienten auf solche Aufforderungen warten und das Thema nicht von sich aus ansprechen.

Angemessene – begrenzte Information

Eine angemessene Information ermöglicht es dem Patienten seine Körperfunktionen besser zu verstehen. Dies führt zu einer realistischen Erwartungshaltung und zum Abbau von Ängsten. Eigentlich sollte eine solche Information über anatomische, physiologische oder psychologische Aspekte eines Problems zur „Grundausstattung" einer Betreuungsperson gehören (Info über die Wiederaufnahme von sexuellem Kontakt nach einer gewissen Therapie, Nebenwirkungen z.B. die Libido betreffend, …). Damit können auch Fehlvorstellungen und Wissensdefizite erkannt und abgebaut werden.

Gezielte Vorschläge – spezifische Empfehlungen

In diesem Fall gibt die betreuende Person direkte und klare Information, um ein sexuelles Problem einer Lösung zuzuführen (z.B. Dyspareunie = Schmerzen der Frau beim Koitus ⇒ Verwendung von lubrikativen Gels; Kolostomien ⇒ Irrigation vor dem Geschlechtsakt, …). Diese Empfehlungen können auch Tipps und Ratschläge für das Verhalten gegenüber dem Partner beinhalten (z.B. auf weniger anstrengende bzw. Schmerz verursachende Stellungen hinweisen).

10 Sexualität im Alter – ein Tabu?

Intensive Therapie
Bei schweren sexuellen Störungen (Traumata, soziale Ängste, Konflikte, ...) ist eine gezielte therapeutische Intervention indiziert. Aufgabe der Betreuungsperson ist es, die Lage richtig einzuschätzen, und wenn nötig professionelle Hilfe mittels Kontaktadressen von Experten (Sexualtherapie, Psychotherapie) anzubieten.

Am Ende bleibt festzustellen, dass unsere Gesellschaft der Sexualität im Alter wenig bis gar keine Bedeutung beimisst, sexuelle Aktivität entgegen jeglicher Vernunft und Forschung als ein Privileg der Jugend angesehen wird und alte Menschen oftmals ihre Bedürfnisse verbergen müssen und zu Heimlichkeiten gezwungen sind. Zusammenfassend muss bemerkt werden, dass ohne Respektierung, Achtung und Wertschätzung alter Menschen und Ernstnehmen ihrer Ängste und Sorgen sich eine Gesellschaft selbst ein Armutszeugnis ausstellt und letztendlich an den Fundamenten ihrer Kultur sägt. Erst die gegenseitige Wertschätzung unter den Generationen kann es ermöglichen, so „heiße Eisen" wie Alterssexualität oder Tod zu thematisieren und zu enttabuisieren.
Schließen möchte ich mit einem Zitat aus dem Krankenpflegebuch *Liliane Juchlis*, in dem Sexualität wie folgt definiert wird: *„Sexualität ist ein Lebensausdruck. Sie ist, wie alle anderen Lebensformen auch, individuell geprägt und will individuell, der jeweiligen Altersstufe und dem wechselnden Bedürfnis entsprechend, gelebt und verwirklicht werden. Jeder Mensch, ob Mann oder Frau, ob jung oder alt, Betreuer(in) oder Pflegeabhängige(r), muss über seine/ihre Sexualität selbst bestimmen können und die Möglichkeit haben, so zu leben, wie es für ihn/sie richtig und angemessen ist"*[57].

---

[57] Juchli, L.: Pflege – Praxis und Theorie der Gesundheits- und Krankenpflege. Georg Thieme Verlag 1994, S. 475.

11 Inkontinenz[58]

Gabriele Thür

Definition

„Inkontinenz ist der unwillkürliche Verlust von Urin und/oder Stuhl in einem ungeeigneten Augenblick oder an einem ungeeigneten Ort. Die ausgetretene Menge kann sehr gering aber auch erheblich sein. Inkontinenz ist keine Erkrankung, sondern ein Symptom, welches eine Störung einer Körperfunktion anzeigt." (Association of Continence Advisors – ACA)

Menschen jedes Lebensalters können von der Inkontinenz betroffen sein.

Laut Fessl Institut leiden 600.000 Österreicher zwischen dem 15. und 75. Lebensjahr an Inkontinenz, davon 5% an Stuhlinkontinenz. Die Pflegepersonen haben hier den Auftrag, präventiv und aufklärend zu wirken, dies sowohl im beruflichen als auch im privaten Umfeld.

Präventiv:

- Ausreichend Flüssigkeit zu sich nehmen
- Gewichtskontrolle
- Regelmäßige Bewegung
- Zeit nehmen bei der Entleerung
- Beckenbodengymnastik

Die Geriatrie setzt sich seit vielen Jahren intensiv mit dem Thema Inkontinenz auseinander. Es gibt unter anderem in Wien eine Arbeitsgruppe vom Krankenanstaltenverbund mit dem Werk „Anleitung zur Betreuung von Betroffenen mit Inkontinenz". Im extramuralen Bereich gibt es in Wien Beratungsstellen für Inkontinenz. Die Beratung erfolgt vor Ort durch eine DGKPP oder im Rahmen der für diese Thematik vorgesehenen Hausbesuche.

---

[58] Anleitung zur Betreuung von Betroffenen mit Inkontinenz, KAV 2001 F. Mund

Man unterscheidet ganz allgemein folgende Formen der Inkontinenz

- Stressinkontinenz (Belastungsinkontinenz): Unkontrollierter Harnverlust bei Anstrengung oder Belastung
- Dranginkontinenz: Motorische (z.B. Alzheimer) oder Sensorische Inkontinenz (Störung im Blasenmuskel oder in der Blasenschleimhaut)
- Reflexinkontinenz: Störung in der Überleitung vom Gehirn zur Blase
- Überlaufinkontinenz: Die Blase wird nicht vollständig entleert, es verbleibt Restharn – tröpfchenweise unkontrollierter Abgang
- Extraurethrale Inkontinenz: Angeborene Fehlanlagen oder erworbene Fistel durch z.B. Verletzungen

Nanda nimmt folgende Einteilung vor:

- Verändertes Urinausscheidungsmuster
- Harnverhalt
- Dranginkontinenz
- Funktionelle Inkontinenz
- Reflexinkontinenz
- Stressinkontinenz
- Totale Inkontinenz

Nachzulesen ist dies in der Anleitung zur Betreuung von Betroffenen mit Inkontinenz bzw. Praxis der Pflegediagnosen[59].

Miktionsprotokoll: Aus dem Miktionsprotokoll ersieht die betreuende Pflegeperson das Miktionsverhalten des Betroffenen. Miktionsprotokolle sollen evaluiert werden. Die richtige Entscheidung über den korrekten Einsatz der Inkontinenzprodukte ist ein Qualitätskriterium.

---

[59] Allmer, F., Stefan, H.: Praxis der Pflegediagnosen. Springer Verlag 1999.

Miktionsprotokoll

Datum	Uhrzeit	Trinkmenge	Harnmenge	Nass

Auf Grund dieser gesammelten Daten wird das entsprechende System oder auch das Toilettentraining für den Bewohner/Patienten gewählt.

Folgende Hilfsmittel stehen zur Verfügung:

- Aufsaugende Materialien wie Höschenwindel (HW), Inkontinenzeinlage (IKE) und Netzhose, Slipeinlage und Tropfenfänger
- Ableitende Inkontinenzprodukte wie Urinalkondome, externe Urinableiter
- Mechanische Hilfsmittel wie Dauerkatheter, Nephrostomie, Cystostomie, Einmalkatheter usw. ...
- Unterstützende Hilfsmittel wie Harnflasche, Toilettenstuhl
- Hilfsmittel für die Pflege und Hygiene

Kontinenztraining

Ziel: zufrieden stellende Blasenentleerung durch Kompensationsmechanismen zu erzielen und die Blase somit indirekt zu steuern. Folgende Kriterien sind dazu seitens des Patienten zu erfüllen:

- Aktive Transfermöglichkeiten – gewisse Mobilität
- Geeigneter geistiger Zustand
- Gewisse Merkfähigkeit und Kooperation des Patienten mit den Pflegenden sind Voraussetzung

Nach einiger Routine seitens der Betreuenden kann dieses Programm auch auf Patienten mit der Pflegediagnose „Verwirrtheit, chronisch" ausgeweitet werden.

Miktionstraining (aktiv)

- Veränderung eines pathologischen Miktionsmusters
- Drangzeitverlängerung
- Anspannungs- und Kneifübungen (nur nach erfolgter Miktion); durch anscheinende Miktionsunterdrückung stufenweise Intervallverlängerung z.B. bei Dranginkontinenz (Achtung: nicht bei Restharn)

Toilettentraining (passiv – Pflegeperson)

- Anpassung des Entleerungsrhythmus an die individuelle Blasenkapazität
- Wiedererwerb der Kontrollfunktion
- Steigerung der Blasenfüllung
- Individuelle Anpassung der Miktion vor den ermittelten Einnässzeiten nach Miktionsprotokoll

Toilettentraining beim geistig Gesunden
Dabei ist es wichtig, die Blase wieder an eine größere Füllmenge und an längere Intervalle zwischen den Entleerungen zu gewöhnen. Ein positives Feedback für den Betroffenen ist von gleicher Bedeutung wie die Pflegedokumentation, um einen kontinuierlichen Verlauf zu gewährleisten.

Toilettentraining bei verwirrten, alten Menschen
Das Miktionsprotokoll gewinnt beim verwirrten Betroffenen eine große Bedeutung. Nur durch das genaue Erheben kann die Pflegeperson das Miktionsverhalten erkennen.
Der Betroffene soll regelmäßig zur Toilette begleitet werden und das richtige Inkontinenzprodukt einsetzen. Toilettenstühle in einem eigenen Raum und Wahrung der Intimsphäre erhöhen auch beim

verwirrten Menschen das Selbstwertgefühl. Eine praktische Bekleidung erhöht das Wohlbefinden des Betroffenen.

Stuhlinkontinenz
Eine intakte Steuerung des Großhirns, des Rückenmarks und der nervalen Versorgung des Mastdarms sind zwingend für die Kontinenz notwendig.
Treten in irgendeinem Abschnitt Störungen auf, kann dies der Auslöser für die Stuhlinkontinenz sein.

- Ermitteln der Stuhlentleerungszeiten
- Ernährungsprotokolle
- Ermitteln der bestehenden Stuhlentleerungsprobleme
- Einsatz von Hilfsmitteln
- Intimpflege

> Inkontinenz ist noch immer ein Tabu-Thema. Im Allgemeinen kann dieses Thema nur enttabuisiert werden, wenn alle im Pflegeprozess Involvierten, aber auch die Angehörigen/Vertrauenspersonen den Betroffenen ein hohes Maß an Verständnis entgegenbringen.
> Durch professionelles Verhalten in der Pflege, welches die nötigen Fachkenntnisse und soziale Kompetenz voraussetzt, können neue Wege zum Wohle des Betroffenen beschritten werden.

Abschlussstatements

- Bei Inkontinenz ob Stuhl oder Harn ist es wichtig, dem Patienten/Bewohner wie auch dem Angehörigen immer die notwendigen Informationen zu geben.
- Der physiologische Hautzustand ist aufrechtzuerhalten, Reinigung und Pflege erfolgen vorwiegend mit lauwarmem Wasser und ph-neutraler unparfümierter Seife. Die Haut wird mit einem weichen Tuch trocken abgetupft, wobei den Körperfalten besonderes Augenmerk zuteil wird. Die Haut danach einfetten.

- Die Kontrolle des Indikatorstreifens ist der Indikator für den Wechsel eines Inkontinenzproduktes.
- Eine Unterversorgung wie Überversorgung sind zu vermeiden.
- Die Kenntnis vom Einzelpreis eines Inkontinenzproduktes fördert das Kostenbewusstsein.
- Die Entsorgung des Inkontinenzproduktes sollte umweltgerecht sein.

Als Pflegende beginnen wir am besten damit, unsere eigene Einstellung zu betrachten. Passives Akzeptieren von Inkontinenz als unvermeidlichem Bestandteil der Arbeit in gewissen Situationen oder bei gewissen Patientengruppen ist allgemein verbreitet.
Gefühle des Widerwillens gelten als unwürdig und werden am besten ignoriert: „Daran gewöhnen Sie sich bald." Eben dieses „Sich-daran-Gewöhnen" führt dazu, die Inkontinenzpflege so rasch wie möglich zu erledigen, sodass die Pflegeperson zu einem angenehmeren Aspekt der Pflege übergehen kann – bis zum nächsten Mal. Mit zunehmendem Wissen und gesteigerter Bewusstheit verändert sich dies allmählich in Richtung eines positiveren, auf das jeweilige Individuum gerichteten Problemlösungsansatzes.
(Norton 1999.)

Stimmungsbild einer Pflegeperson der Geriatrie

Zufälle bestimmen manchmal das Leben!

Vieles planen die Menschen. Und doch ergibt es sich oft anders.

Frau F. hat, bevor sie mit der Schule für Gesundheits- und Krankenpflege begann, die Fachschule für Sozialberufe absolviert.
In dieser Schule hatte sie erstmals Kontakt mit behinderten und alten Menschen.
Die Ausbildung in der Fachschule für Sozialberufe half ihr auch bei ihrem ersten Praktikum in einem Geriatriezentrum des Wiener Krankenanstaltenverbundes.
Da sie während der Ausbildung nur sehr wenig über das Thema Pflege in der Geriatrie erfuhr, kam ihr vorerst nicht in den Sinn, in diesem Bereich der Pflege zu arbeiten.
Sie tendierte damals eher dazu, das Diplom für Psychiatrie nachzuholen.
In der letzten Ausbildungsphase vor der Diplomprüfung zur DGKP erlitt Frau F. einen Unfall.
Sie konnte die Prüfung zum vorgesehenen Termin ablegen, jedoch war nicht absehbar, wann sie auf Grund der Rehabilitation ihren Dienst antreten könnte. Wegen der nicht abzuschätzenden Dauer der Rehabilitation bewarb sich Frau F. unter anderem im Geriatriezentrum Floridsdorf, welches kurz vor der Eröffnung stand. Sie erhielt eine Zusage für einen etwas späteren Arbeitsbeginn. Dieser Termin war für Frau F. von großem Vorteil, da sie bis dahin nach ihrem Unfall wieder voll genesen war. Besonders reizvoll schien es für Frau F. auch, beim Aufbau einer neuen Station mitzuwirken. Es war für sie auch eine Herausforderung, ihren Beitrag zu den Vorbereitungen zur Eröffnung des Geriatriezentrums Floridsdorf zu leisten.
Nach der Einarbeitungsphase hat Frau F. sowohl positive wie auch negative Aspekte der Pflege in der Geriatrie erkannt.

Auf die Frage, welche Aspekte das nun sind, strich Frau F. das Vertrauen zwischen Pflegeperson und den Bewohnern, den persönlichen Umgang mit diesen und auch den ruhig gestalteten Ablauf des Tages als positiv heraus. Das selbstständige Arbeiten und die gute interdisziplinäre Zusammenarbeit mit den Ärzten bewertete sie auch sehr positiv.
Als nicht so positiv bewertete sie, dass rasch vieles zur Routine wird.
Eine Beschäftigungstherapie zu leiten oder mitzuorganisieren wären für Frau F. denkbare Ansätze, um die Routine zu unterbrechen. Frau F. erwartet nun ihr erstes Baby und meinte zum Abschied, dass sie den Schritt, in der Geriatrie zu arbeiten, nicht bereut hat, sondern vielmehr eine sehr positive Erfahrung mit der Pflege in der Geriatrie machen konnte.

II Extramurale, teilstationäre und stationäre Betreuungsformen

Im folgenden Kapitel wird dargestellt, welche Angebote es in der Betreuung und Pflege für Senioren und Pflegebedürftige im internen und externen Bereich gibt.

Es wird beschrieben, welche vielfältigen Einrichtungen, vom Seniorenklub über Pflegeheime/Geriatriezentren, vom zu Betreuenden in Anspruch genommen werden können.

Es ist auch ein Anliegen, nicht nur die zu Betreuenden, sondern auch deren Angehörige und die Pflegepersonen über die bestehenden Möglichkeiten in der geriatrischen Pflege außerhalb der vorher genannten Institutionen zu informieren.

Das Angebot reicht von der Betreuung durch eine Heimhilfe bis zur Aufnahme in ein Geriatriezentrum.

Die Möglichkeit, extramurale, teilstationäre und stationäre Betreuungsformen durchzuführen, obliegt der Kompetenz der Bundesländer (siehe Sozialhilferecht III.4).

Gabriele Thür

1 Extramurale Dienste

Charlotte Sühs

Extramurale Dienste umfassen die Summe von Leistungsangeboten für die Pflege und Betreuung von Menschen zu Hause. Diese Angebote sollen den Menschen den Verbleib in ihrer gewohnten Umgebung so lang als möglich gewährleisten. Die Gestaltung eines selbstbestimmten, sicheren Alltags für die Klienten zu ermöglichen ist das Ziel.

Das Bundesministerium für Arbeit, Gesundheit und Soziales beschrieb 1999 die „Dienste und Einrichtungen für pflegebedürftige Menschen" wie folgt:

> „Ermöglichung des Verbleibs der pflegebedürftigen Person zu Hause, Vermeidung bzw. Verzögerung der stationären Aufnahme in Krankenanstalten, Alten- oder Pflegeheime, Ermöglichung der frühen Entlassung aus der stationären Versorgung, Unterstützung und Entlastung der Angehörigen bzw. anderer Betreuungspersonen, Aufrechterhaltung sozialer Kontakte und Verhinderung von Isolierung und Vereinsamung.

> Zielgruppen sind primär alle zu Hause lebenden älteren, hilfs- und pflegebedürftigen Menschen, sekundär aber auch die zu Hause betreuenden Personen, die bei ihrer Hilfs- und Pflegetätigkeit unterstützt bzw. entlastet werden sollen."

Leitlinien der Pflegevorsorge in Österreich sind:[60]

- Selbstbestimmung und Bedürfnisorientierung
- Integration und Normalisierung
- Verbleib im eigenen sozialen Umfeld
- Bedarfsgerechtheit der Betreuung und Versorgungssicherheit
- Qualitätssicherung und Professionalisierung

[60] Dienste und Einrichtungen für pflegebedürftige Menschen in Österreich. Übersicht über die Bedarfs- und Entwicklungspläne der Länder. Österreichisches Bundesinstitut für Gesundheitswesen 1999.

- Wirtschaftlichkeit
- Wahlfreiheit
- Stützung informeller Hilfe

Bezeichnungen für extramurale Dienste sind auch: ambulante Dienste, mobile Dienste, Spitex (spitalsexterne) Dienste, ambulante Gesundheits- und/oder soziale Dienste.

Extramurale Dienste beinhalten Dienste wie: Heimhilfe, Haushaltshilfe, Essen auf Rädern, Besuchsdienst, Hauskrankenpflege, medizinische Hauskrankenpflege, Inkontinenzberatung, Einkaufsdienst, Wäschedienst, Reparaturdienst, sozialer Notruf oder Sozialruf, geriatrische Tageszentren, Angehörigenberatung, Sozialberatung und Therapieangebote wie Ergo- und/oder Physiotherapie.

Die Bezeichnungen sind österreichweit nicht einheitlich, die obige Auflistung ist daher auch nicht vollständig.

Der Kontakt mit dem Anbieter der Dienstleistungen wird entweder durch die pflegebedürftigen Personen selbst, Angehörige und/oder betreuende Personen sowie niedergelassene Ärzte aufgenommen.

Bei Entlassung aus dem stationären Bereich erfolgt die Kontaktaufnahme durch die stationsführende diplomierte Gesundheits- und Krankenpflegeperson oder durch das Entlassungsmanagement.

Die Koordination der ambulanten Dienste, Informationen über das Leistungsangebot und Beratung der Personen bei der Inanspruchnahme von Diensten wird z.B. in Wien in den „Gesundheits- und Sozialzentren" (Stand 2002: 8 Zentren) durchgeführt. In den Bundesländern sind dies „Sozial- und Gesundheitssprengel", „Sozialsprengel" oder „Integrierte Sozial- und Gesundheitssprengel".

Bei einem Hausbesuch durch eine diplomierte Gesundheits- und Krankenpflegeperson wird der Pflege- und Betreuungsbedarf erhoben, die Einkommenssituation ermittelt und die Höhe des Kostenbeitrages der zu betreuenden Person festgestellt.

Die Leistungsbeauftragung erfolgt durch Unterfertigung einer Betreuungsvereinbarung und begründet ein Vertragsverhältnis.

Die Dienstleistungen werden fast immer von privaten Organisationen erbracht, Länder und Gemeinden übernehmen meist die

Steuerung, geben Mindeststandards vor, führen die Qualitätskontrolle durch und vereinbaren die Preise für die Dienstleistungen.
Die Klienten können in einigen Bundesländern selbst wählen, welche Organisation die Leistung erbringen soll.
Rechte und Pflichten der Mitarbeiter in den Organisationen bzw. welche Berufsgruppe welche Leistungen erbringen darf, wird in den jeweiligen Berufsgesetzen geregelt.
Berufsbild und Ausbildung der diplomierten Gesundheits- und Krankenpflegepersonen und der Pflegehilfe werden im Gesundheits- und Krankenpflegegesetz 1997 (GuKG) geregelt.
Berufsbild und Ausbildung sozialer Berufe werden auf Landesebene geregelt, z.B. im Wiener Heimhilfengesetz 1997. Zusätzlich gibt es Regelwerke zur Zusammenarbeit mit den privaten Organisationen.
Einige Dienstleistungen sollen jetzt näher beschrieben werden:

Heimhilfe
sichert durch Unterstützung im hauswirtschaftlichen und persönlichen Bereich die Lebensführung zu Hause. Sie soll gewährleisten, dass Personen, deren Fähigkeiten zur Bewältigung alltäglicher Anforderungen beeinträchtigt sind, so lange wie möglich in ihrer Wohnung leben können. Die Heimhilfe leistet damit einen Beitrag zur Sicherung der Betreuungsqualität für pflege- und betreuungsbedürftige Personen bei Unterstützungsbedarf im Alter, bei Krankheit und Behinderung. Auf der Grundlage der Prinzipien Individualität, Selbstbestimmung und Eigenverantwortung strebt die Heimhilfe eine humane, gesundheitsorientierte Lebensqualität an.[61]

Essen auf Rädern, Mahlzeitendienst oder Essenszustellung
bedeutet entweder die tägliche Zustellung einer Mahlzeit oder die Zusammenstellung von Mahlzeiten, die einmal wöchentlich geliefert wird. Es werden verschiedene Kostformen angeboten.

---

[61] Ertl, R., Kratzer, U.: Hauskrankenpflege. 2001, S. 29–30.

Angehörigenbetreuung
beinhaltet Maßnahmen zur Anleitung, Beratung und Unterstützung von pflegenden Angehörigen. Es gibt z.B. Krankenpflegekurse und Gesprächsrunden für Angehörige.

Hauskrankenpflege
ist die fachliche Pflege von Klienten im Wohnbereich. Die Pflege umfasst Erkrankungen aller Art und aller Altersstufen. Sie beinhaltet auch die Anleitung, Beratung und Begleitung von Angehörigen sowie anderen an der Betreuung und Pflege beteiligten Personen. Sie wird von Pflegepersonen durchgeführt, die durch eine entsprechende bundesgesetzliche Regelung (Gesundheits- und Krankenpflegegesetz – GuGK BGBl. I Nr. 108/1997) dazu ermächtigt sind. Diese Definition betont die eigenständige Rolle der Hauskrankenpflege neben familiär-nachbarschaftlicher Hilfe, den sozialen Diensten, den behandelnden Ärzten und den stationären medizinisch-pflegerischen Einrichtungen.[62]

Medizinische Hauskrankenpflege nach dem ASVG, BGBl. Nr. 189 § 151 (3)
als Pflichtleistung der Sozialversicherungsträger: Medizinische Hauskrankenpflege ist an Stelle von Anstaltspflege zu gewähren, sie ist auf vier Wochen befristet, eine Verlängerung kann chefärztlich bewilligt werden. Die Leistung wird von diplomierten Gesundheits- und Krankenpflegepersonen durchgeführt und darf nur auf ärztliche Anordnung erfolgen.

Der Sozialruf Wien
bietet Information über alle sozialen Einrichtungen, Erstberatung und telefonische Beratung für Menschen in akuten Lebenskrisen sowie Hilfsmaßnahmen bei plötzlich auftretenden Pflegeproblemen. Über den Sozialruf kann ein Pflegebereitschaftsteam (auch am Wochenende) organisiert werden.

---

[62] Ertl, R., Kratzer, U.: Hauskrankenpflege. 2001, S. 16–17.

Wäschepflegedienst
holt die Wäsche der betreuten Person ab und stellt diese gewaschen, gebügelt und ausgebessert wieder zu.

Für die Pflege und Betreuung zu Hause ist es auch notwendig, dass Fachärzte, Labormitarbeiter, Optiker, Fußpfleger und Frisöre Hausbesuche machen. Es werden auch Inkontinenz- und Stomamaterialien sowie andere Pflegebehelfe zugestellt.
In Wien ist auch die Betreuung durch das mobile Hospizteam möglich, welches krebskranke und sterbende Menschen betreut und Schmerztherapie ermöglicht.

Finanzierung der extramuralen Dienste:
Die Kostendeckung setzt sich aus den Beiträgen der Länder oder der Gemeinden und der zu betreuenden Personen (abhängig von Einkommen und Stundenaufwand) zusammen.

Beispiel einer Pflege- und Betreuungssituation in Wien

Charlotte Sühs

Frau M. ist 76 Jahre alt, verwitwet, ihre Tochter ist 55 Jahre alt und wohnt mit ihrer Familie außerhalb Wiens.
Gesundheitliche Situation: Frau M. ist derzeit im Krankenhaus, sie ist beim Überqueren der Straße gestürzt und hat am linken Unterschenkel eine 3 x 5 cm große Gewebeschädigung.
Sie klagt über Schwindel, die Sehleistung ist verringert, die Haushaltsführung wird zunehmend beschwerlich.
Wohnsituation: 2-Zimmer-Wohnung im 3. Stock mit Lift, zwischen Hauseingang und Lift sind sechs Stufen zu bewältigen. Die Toilette ist in der Wohnung, im Badezimmer ist eine Wanne.
In der Wohnung sind Türschwellen, die Böden sind glatt mit einigen kleinen Teppichen, die eine Rutschgefahr darstellen.
Das Telefon steht im Vorzimmer und kann in die anderen Räume nicht mitgenommen werden.
Frau M. wurde 1 x wöchentlich von der Tochter besucht, gemeinsam sind sie einkaufen gegangen, die Wäsche wurde zur Reinigung von ihr mitgenommen.

Bis vor einem Jahr ist Frau M. mit ihrer Nachbarin in den Pensionistenklub gegangen. Wegen der Unsicherheit beim Gehen hat sie sich vieles nicht mehr zugetraut und nur die wichtigsten Wege erledigt, z.B. den Weg zum Hausarzt.
Vor der Entlassung aus dem Krankenhaus wird mit dem Einverständnis von Frau M. im Gesundheits- und Sozialzentrum (GSZ) angerufen und der Bedarf an sozialen Diensten angemeldet. Vorgesehen ist der Einsatz von Heimhilfe und medizinischer Hauskrankenpflege.
Von der Stationsschwester werden Stammdaten, Kontaktperson und Beschreibung des Betreuungsbedarfes an die Gesundheits- und Krankenpflegeperson im GSZ weitergegeben.
Frau M. wird am Tag nach der Entlassung von der diplomierten Gesundheits- und Krankenpflegeperson (DGKP) besucht. Die Tochter ist beim Hausbesuch anwesend.
Gemeinsam werden der Betreuungsbedarf als Anamnese und die Ressourcen erhoben.
Sie braucht Unterstützung bei der Haushaltsführung und bei der Körperpflege.
Vereinbarung: 2 x wöchentlich kommt die Heimhilfe, die Tochter wird anfangs öfter kommen, bis Frau M. sich wieder sicher fühlt.
Es wird der Beitrag für den Heimhilfeneinsatz errechnet, eine private Organisation zur Leistungserbringung kontaktiert und Frau M. unterschreibt den Betreuungsvertrag.
Für den Verbandwechsel der bestehenden Gewebeschädigung wird die DGKP der medizinischen Hauskrankenpflege verständigt, den dafür notwendigen Verordnungsschein stellt der Hausarzt bei seinem Hausbesuch am Nachmittag aus.
Beim Hausbesuch der DGKP der Hauskrankenpflege wird aufgrund der Anamnese mit dem Anamnesebogen des 1. Universitätslehrganges f. ltd. Krankenpflegepersonal, Wien, 1996-1998, und der NANDA-Pflegediagnosen ein Pflegeplan erstellt.
Das Verbandmaterial wird vom Hausarzt auf Rezept verordnet. Nachdem meist eine größere Menge gebraucht wird, ist die Bewilligung durch den chefärztlichen Dienst der Krankenkasse notwendig. Das Material erhält Frau M. in der Apotheke.
In der Wohnung wird das Verband- und Arbeitsmaterial (Handschuhe, Schürzen, Desinfektionsmittel ...) z.B. in einer Schachtel aufbewahrt. Der Verbandwechsel erfolgt 3 x wöchentlich, zur Wundkontrolle geht Frau M. in die Ambulanz des Krankenhauses.
Während der Betreuung werden auch die Ernährungssituation und besonders der Flüssigkeitshaushalt erörtert.

1 Extramurale Dienste

Mit dem Hausarzt wird telefonisch oder bei einem gemeinsamen Hausbesuch der weitere Verlauf der Betreuung festgelegt.
Mit Frau M. und ihrer Tochter wird auch die Möglichkeit eines Hausbesuches der Ergotherapeutin besprochen, sie könnte die Adaptierung des Badezimmers (Badewannensitz, Haltegriffe ...) einleiten und auch sonst viele Tipps zum Thema „sichere Wohnung" geben.
Mit der Ergotherapeutin kann auch der Einsatz einer Gehhilfe abgeklärt werden.
Auch über die Möglichkeit eines Notruftelefones wird informiert.
Ein Besuch beim Augenarzt wird vereinbart.
Frau M. wird jetzt am Dienstag und Donnerstag vormittags 2 Stunden von der Heimhilfe und 3 x wöchentlich (Montag, Mittwoch, Freitag) von der DGKP betreut.
Sobald Frau M. wieder an Sicherheit gewonnen hat, möchte sie in Begleitung ihrer Tochter und der Heimhilfe wieder kurze Wege außerhalb ihrer Wohnung machen. Ihr Wunsch wäre auch wieder mit ihrer Nachbarin in den Pensionistenklub zu gehen.

Die Pflege und Betreuung in der Magistratsabteilung 47 erfolgt nach dem Selbstpflegemodell Selbstpflegedefizit-Theorie nach *Dorothea Orem*.

Die gesundheitlich bedingten Einschränkungen äußern sich durch bestimmte Beschwerden, die Selbstpflege kann nicht mehr aufrechterhalten werden. Es entsteht ein Selbstpflege- oder Selbstfürsorgedefizit.

Aufgabe der professionellen Fachkräfte ist es, mit den Betroffenen und deren Angehörigen eine Betreuung zu erarbeiten, Ziele erreichbar festzulegen, die Ressourcen zu nützen und die Selbstpflegedefizite auszugleichen.

In die Betreuung fließt der ganzheitliche Ansatz ein, die Betreuung soll Hilfe und Anleitung zur Selbsthilfe sein.

1.1 Pensionistenklub

Charlotte Sühs

Der Pensionistenklub ist ein Ort für Senioren, wo gemeinsam eine bestimmte Zeit verbracht werden kann.
Ziele sind Unterhaltung und Geselligkeit, so werden z.B. gemeinsam Feste und Veranstaltungen organisiert, Ausstellungen besucht, es gibt Vorträge und Informationen über seniorenrelevante Themen. Kreative Betätigung, Gymnastik und eine Urlaubs- und Ausflugsaktion werden geboten.
Informationen über Pensionistenklubs sind in den Wiener Pensionisten-Wohnhäusern und unter www.wien.at/ma12/Pensionisten erhältlich.

1.2 Betreute Seniorenwohngemeinschaften

Charlotte Sühs

Sie sollen die vorhandenen Fähigkeiten zur Selbstbestimmung in der Lebensführung, die Eigeninitiative der Bewohner, die gegenseitige Hilfestellung fördern und anregen.
Dies soll der Gefahr von sozialer Isolation und Einsamkeit alter Menschen vorbeugen.
Die Großwohnung ist alten- und behindertengerecht ausgestattet mit gemeinsamer Küche und Aufenthaltsraum. Das eigene Zimmer kann von dem Bewohner/Klienten persönlich ausgestattet werden.
Die Betreuung erfolgt durch extramurale Dienste und Betreuungsangebote.
Die betreute Seniorenwohngemeinschaft ist ein Angebot für Personen, die aus gesundheitlichen oder sozialen Gründen nicht mehr allein wohnen können oder wollen, jedoch keine Unterbringung im Pflegeheim benötigen.

Der Aufenthalt ist, solange das Wohnen zu Hause mit Unterstützung durch ambulante Dienste möglich ist, in der Wohngemeinschaft denkbar.[63]

---

[63] Magistratsabteilung 47 Rahmenkonzept für Getreute Seniorenwohngemeinschaft, Dez. 1996.

2 Teilstationäre Betreuung

Charlotte Sühs

Sie dient der Sicherung einer bedarfsgerechten Pflege und Betreuung tagsüber bzw. nachts und damit der Verhinderung von Unterversorgung. Sie soll auch eine Übersiedlung in ein Pflegeheim verzögern oder verhindern.

Als Tagespflege, Tagesbetreuung oder Tageszentrum benannt ist die teilstationäre Betreuung ein Zwischenglied zwischen Betreuung zu Hause und der Aufnahme in ein Pflegeheim/Geriatriezentrum. Der Besuch ist von Montag bis Freitag (in manchen Bundesländern gibt es auch eine Betreuung in der Nacht) möglich und zielt damit auf eine Entlastung pflegender Angehöriger ab. Es werden aktivierende, therapeutische und rehabilitative Maßnahmen zum Training alltagspraktischer Fähigkeiten (Bewegungs-, Rollstuhl-, Kontinenz-, Hirnleistungs-, Sensibilitätstraining usw.) angeboten.[64]

In den Wiener geriatrischen Tageszentren besteht die Möglichkeit, die Besucher von zu Hause abzuholen und sie wieder in die Wohnung zurückzubringen.

> Sie sind ein Angebot für Menschen, die ihre selbstständige Lebensführung in der eigenen Wohnung nicht aufgeben wollen, auch wenn hohes Alter, Pflegebedarf oder eine Behinderung den Alltag schwieriger werden lassen.

Die Angebote im Tageszentrum sind die gemeinsame Einnahme von Mahlzeiten, Ergo- und Physiotherapie, therapeutische Übungen, Freizeitgestaltung mit handwerklichen Tätigkeiten, Musik und Gesprächsrunden. Es besteht die Möglichkeit, ein Bad zu nehmen, mit Unterstützung die Wäsche zu waschen und an Festen, Veranstaltungen und Ausflügen teilzunehmen.

---

[64] Dienste und Einrichtungen für pflegebedürftige Menschen in Österreich. Übersicht über die Bedarfs- und Entwicklungspläne der Länder. Österreichisches Bundesinstitut für Gesundheitswesen 1999.

Tageszentren werden von der Stadt Wien und von privaten Organisationen angeboten.[65]
Sie können in einem Gesundheits- und Sozialzentrum oder in Wohn- und Pflegeheimen angesiedelt sein.

2.1 Akutgeriatrie/Remobilisation (AG/R)

Gabriele Thür

Definition

Akutgeriatrie/Remobilisation umfasst sowohl die fächerübergreifende Primärversorgung direkt aufgenommener geriatrischer Patienten als auch die Weiterführung der Behandlung akut kranker Patienten aus anderen Abteilungen[66].

Sie erfolgt durch ein geriatrisch qualifiziertes, interdisziplinäres Team und durch ein multidimensionales Behandlungs- und Betreuungsangebot, das medizinische, funktionelle, psychische, kognitive und soziale Aspekte der Erkrankungen geriatrischer Patienten gleichermaßen beachtet. Ziele der AG/R sind die Behandlung der akuten Erkrankungen, die Wiederherstellung und Erhaltung der Fähigkeit zur weitgehend selbstständigen Lebensführung, die Vermeidung weiterer Funktionsverluste, die Erhöhung der Lebensqualität und die Reintegration des Patienten in das gewohnte Umfeld. Zielgruppen der AG/R sind geriatrische Patienten, bei denen folgende Kriterien vorliegen:

- Somatische oder psychische Multimorbidität, die eine stationäre Akutbehandlung erforderlich macht
- Einschränkung oder Bedrohung der Selbstständigkeit durch den Verlust funktioneller und gegebenenfalls kognitiver Fähigkeiten oder durch psychische Probleme im Rahmen einer Erkrankung

---

[65] „Wer sorgt für die Pflege und Betreuung in Wien?" Broschüre der Magistratsabteilung 47, S. 9.
[66] BGBl. I - ausgegeben am 16. April 2002 - Nr. 60

- Bedarf an funktionsfördernden, funktionserhaltenden oder reintegrierenden Maßnahmen

Die AG/R kann als Abteilung oder als Department im Rahmen der Fächer Innere Medizin oder Neurologie eingerichtet werden, und zwar durch Umwidmung von Akutbetten dieser oder anderer Fachrichtungen.

2.2 Kurzzeitpflege als Betreuungsangebot in Geriatriezentren der Gemeinde Wien

Charlotte Sühs

Die Kurzzeitpflege ist eine zeitlich befristete stationäre Betreuung von pflegebedürftigen Personen in Geriatriezentren der Stadt Wien.

Ziel ist eine nachhaltige Rehabilitation, um ein selbstständiges Leben in der eigenen Wohnung wieder möglich zu machen.

Der Aufenthalt ist mit höchstens 3 Monaten befristet, die Aufnahme erfolgt nach Antragstellung direkt aus dem Krankenhaus (z.B. nach Sturzgeschehen mit Oberschenkelhalsbruch).[67]
Auch private Heime haben ähnliche Angebote.

2.3 Urlaubsbetreuung

Charlotte Sühs

Sie dient der Entlastung und Erholung pflegender Angehöriger, nach einem Krankenhausaufenthalt oder bei einer vorübergehenden Intensivierung des Betreuungsbedarfes.

---

[67] „Wer sorgt für die Pflege und Betreuung in Wien?" Broschüre der Magistratsabteilung 47, S. 12.

In Wien können pflegebedürftige Personen für maximal fünf Wochen pro Jahr in die Urlaubsbetreuung eines Geriatriezentrums der Stadt Wien aufgenommen werden.[68]
In privaten Pflegeheimen gibt es ähnliche Angebote.
Diese Form der Betreuung wird in den Bundesländern auch Kurzzeitpflege genannt und ist die vorübergehende stationäre Pflege eines pflegebedürftigen älteren Menschen, der ansonsten zu Hause betreut wird. Die Betreuung erfolgt in Alten- und Pflegeheimen.

---

[68] „Wer sorgt für die Pflege und Betreuung in Wien?" Broschüre der Magistratsabteilung 47, S. 12.

3 Stationäre Betreuungsformen

3.1 Wiener Pensionisten-Wohnhäuser

Charlotte Sühs

Sie bieten individuelles Wohnen in Einzel- und Doppelappartements, Gemeinschaftsräume, Freizeiteinrichtungen und eine hauseigene Küche mit Menüwahl.
Es sind auch Betreuung und Pflege als Zusatzleistung möglich.
Voraussetzungen für Anmeldung und Aufnahme:
österreichische Staatsbürgerschaft, Hauptwohnsitz in Wien seit mindestens 2 Jahren oder während eines zusammenhängenden Zeitraumes von 40 Jahren, vollendetes 60. Lebensjahr bzw. eines Ehepartners, Lebensgefährten oder Geschwisterteiles bei gemeinsamer Aufnahme
Notwendig ist auch ein abgeklärter Gesundheitszustand, der einen Aufenthalt im Appartement zulässt.
Es gibt die Möglichkeit eines „Probewohnens" (7 Tage bis 3 Monate) als Entscheidungshilfe.
Informationen sind im Kuratorium Wiener Pensionisten-Wohnhäuser, in jedem Pensionisten-Wohnhaus und im Internet www.kwp.at erhältlich.

3.2 Wohnheime und Pflegeheime

Charlotte Sühs

Wenn der Lebensbedarf des Hilfesuchenden auf Grund seines körperlichen bzw. geistig-seelischen Zustandes, seiner familiären und häuslichen Verhältnisse oder einer Pflegebedürftigkeit nicht mehr in der häuslichen Umgebung sichergestellt werden kann, ist eine Unterbringung in einem Heim möglich.
Das Heim kann vom Sozialhilfeträger selbst betrieben werden oder die Unterbringung wird durch eine Vereinbarung des Sozialhilfe-

3 Stationäre Betreuungsformen

trägers mit einem Dritten (insbesondere einer anderen Gebietskörperschaft oder einem privaten Träger) sichergestellt.

Wohnheime sind Heime für alte oder behinderte Menschen, welche die Verrichtungen des täglichen Lebens noch selbst vornehmen können, aber zur Führung eines selbstständigen Haushaltes nicht fähig sind und daher der Unterbringung, Verpflegung sowie einer sozialen Betreuung bedürfen (§ 22a des Wiener Sozialhilfegesetzes – WSHG).

Die Aufnahme in einem Wohn- oder Pflegeheim ist nur mit Zustimmung der Hilfesuchenden oder von deren gesetzlichen Vertretern möglich.

Grundsätzlich muss die pflegebedürftige Person selbst für die Kosten der Pflege und des Aufenthaltes in einem Wohn- oder Pflegeheim aufkommen, sofern er oder sie über entsprechendes Pflegegeld, Einkommen oder verwertbares Vermögen verfügt.

Die Unterhaltsverpflichtung von Angehörigen ist in den Bundesländern unterschiedlich geregelt.

Falls Pflegegeld, Einkommen und verwertbares Vermögen nicht ausreichen, hat die pflegebedürftige Person den so genannten „zumutbaren Beitrag" zu entrichten.

Bei allein stehenden Personen beträgt der zumutbare Beitrag 80% aller Einkünfte plus gewährtes Pflegegeld abzüglich 10% der Pflegegeldstufe 3, das als Taschengeld verbleibt.

Bei Ehepaaren wird der gegenseitige Unterhaltsanspruch berücksichtigt.[69]

---

[69] „Wer sorgt für die Pflege und Betreuung in Wien?" Broschüre der Magistratsabteilung 47, S. 11.

Stimmungsbild einer Pflegeperson in der Geriatrie

Als Verstärkung „Grätzelbetreuung"

Frau P. absolvierte 1980 das Diplom der psychiatrischen Krankenpflege in Wien. Während ihrer beruflichen Tätigkeit machte sie eine Fortbildung in Validation bei Naomi Feil sowie in Psychoonkologie und absolvierte die Sonderausbildung in Onkologie-Pflege und den Grundkurs in Kinästhetik.

Die Ausbildung für das Diplom der psychiatrischen Krankenpflege streifte die Pflege von geriatrischen Patienten mit dem Krankheitsbild von Demenz, M. Alzheimer, Insult oder neurologischen Erkrankungen.

Frau P. war dann fast 3 Jahre an der Gerontopsychiatrie am PKH Baumgartner Höhe beschäftigt. Hier erfuhr sie, wie wichtig es ist, einen „Zugang" zum Patienten zu finden, Biografiearbeit wurde erst entwickelt. Durch einige persönliche Schlüsselerlebnisse angeregt beschäftigt sie sich laufend mit diesem Thema.

Ab 1984 war Frau P. in Karenz, sie hat 2 Söhne.

Seit 1987 arbeitet sie in der Hauskrankenpflege, Aufgabengebiet ist die pflegerische Versorgung von Klienten, z.B. Verbandwechsel, Insulinverabreichung, Unterstützung und Anleitung bei Stomaversorgung und anderes. Die Anordnung, was bei wem gemacht werden soll, erhält sie vom Praktischen Arzt, Facharzt und Krankenhaus.

Die Frage, warum sie in der Geriatrie und speziell in der Hauskrankenpflege tätig ist, beantwortet sie wie folgt: In der Wohnung des Klienten und seiner persönlichen sozialen Umgebung ist eine ganzheitliche Sicht besser möglich als etwa im Krankenhaus. Die Betreuung erfolgt über einen langen Zeitraum, der Klient fühlt sich in seiner Wohnung „sicher". Einen Zugang zum Klienten findet sie auch über Biografiearbeit und Validation.

Besonders gut gefällt ihr der ganzheitliche Ansatz, die Interaktionsarbeit, sie kann das soziale Umfeld des Klienten miteinbeziehen, die Möglichkeit der Selbstbestimmung und Hilfe zur Selbsthilfe geben. Er wird angeleitet und dabei unterstützt, wieder für sich selbst zuständig zu sein, was eine Steigerung der Lebensqualität bedeutet.

Bedrückend sind oft die Rahmenbedingungen und die politischen Aussagen. Der Gedanke, wie es sein wird, wenn ich selbst alt bin – ist dann Pflege noch für jeden „leistbar" im Sinne der Finanzierbarkeit?

Die Pflege wird von der Gesellschaft, von der Organisation, manchmal auch von der betreuten Person unterbewertet, vieles wird nicht als Arbeit gesehen, wie Beziehungsarbeit, aber gerade Beziehung macht erst eine Annahme von Information und Beratung möglich. Eine Imagekampagne sollte die Interaktionsarbeit als Leistung sichtbar machen und die interdisziplinäre Arbeit mit anderen Gesundheitsberufen aufzeigen. Die Aufwertung des Berufsstandes in der Gesellschaft wäre wichtig, aber auch den Menschen in seiner Gesamtheit zu sehen und das „Sein" zuzulassen. Selbstbestimmung und Akzeptanz sind Frau P. ein großes Anliegen.

Wenn sie etwas in der Geriatrie-Pflege und -Betreuung verändern könnte, dann wäre es die Verstärkung der Grätzelbetreuung (Grätzel: umschriebenes kleines Gebiet innerhalb eines Stadtbezirkes). Die regelmäßige Anwesenheit der Gesundheits- und Krankenschwester in Pensionistenklubs oder anderen Treffpunkten des Grätzels könnte gesundheitsfördernd wirken, um einzuschreiten, bevor noch „etwas passiert".

Ein Wunsch wäre auch, dass die im Krankenhaus tätigen Pflegepersonen ein Praktikum in der Hauskrankenpflege machen können bzw. eine Pflegeperson der Hauskrankenpflege im Krankenhaus ein Praktikum absolviert.

Auch eine bessere Vorbereitung auf die Entlassung aus dem Krankenhaus und ein persönliches Kennenlernen von Betreuern und betreuter Person schon vor der Entlassung wären wünschenswert.

III Rahmenbedingungen für Pflege und Betreuung

Gesetze und Erlässe begleiten uns sowohl im beruflichen als auch im privaten Leben.

Viele Gesetze und Erlässe bedürfen einer näheren Betrachtungsweise.

Nur durch geregelte Strukturen und Vorgaben ist ein geordnetes Miteinander möglich. Der Spruch „Kein Erlass ohne Anlass" hat durchaus seine Berechtigung.

Dieser Beitrag beinhaltet Auszüge aus Gesetzestexten, die sich sowohl mit dem Gesundheits- und Krankenpflegegesetz, Bundespflegegesetz, Sozialhilferecht, der Patientenanwaltschaft und Sachwalterschaft als auch mit Personalbedarfsberechnung, Gesundheitsförderung und Prävention in der Pflege auseinander setzen.

Gabriele Thür

1 Gesundheits- und Krankenpflegegesetz[70]

Gabriele Thür

Auszug aus dem BGBl. Nr. 108/1997, Gesundheits- und Krankenpflegegesetz (§ 4, 14, 15, 16)

§ 4 (1) Angehörige der Gesundheits- und Krankenpflegeberufe haben ihren Beruf ohne Unterschied der Person gewissenhaft auszuüben. Sie haben das Wohl und die Gesundheit der Patienten, Klienten und pflegebedürftigen Menschen unter Einhaltung der hiefür geltenden Vorschriften und nach Maßgabe der fachlichen und wissenschaftlichen Erkenntnisse und Erfahrungen zu wahren. Jede eigenmächtige Heilbehandlung ist zu unterlassen.
(2) Sie haben sich über die neuesten Entwicklungen und Erkenntnisse der Gesundheits- und Krankenpflege sowie der medizinischen und anderen berufsrelevanten Wissenschaften regelmäßig fortzubilden.
(3) Sie dürfen im Falle drohender Gefahr des Todes oder einer beträchtlichen Körperverletzung oder Gesundheitsschädigung eines Menschen ihre fachkundige Hilfe nicht verweigern.

1.1 Eigenverantwortlicher Tätigkeitsbereich

§ 14 (1) Die Ausübung des gehobenen Dienstes für Gesundheits- und Krankenpflege umfasst die eigenverantwortliche Diagnostik, Planung, Organisation, Durchführung und Kontrolle aller pflegerischen Maßnahmen im intra- und extramuralen Bereich (Pflegeprozess), die Gesundheitsförderung und -beratung im Rahmen der Pflege, die Pflegeforschung sowie die Durchführung administrativer Aufgaben im Rahmen der Pflege.
(2) Der eigenverantwortliche Tätigkeitsbereich umfasst insbesondere:

1. Erhebung der Pflegebedürfnisse und des Grades der Pflegeabhängigkeit des Patienten oder Klienten sowie Feststellung und Beurteilung der zur Deckung dieser Bedürfnisse zur Verfügung stehenden Ressourcen (Pflegeanamnese),

---

[70] Gesundheits- und Krankenpflegegesetz – GuKG. MANZsche Sonderausgabe 1998.

2. *Feststellung der Pflegebedürfnisse (Pflegediagnose),*
3. *Planung der Pflege, Festlegung von pflegerischen Zielen und Entscheidung über zutreffende pflegerische Maßnahmen (Pflegeplanung),*
4. *Durchführung der Pflegemaßnahmen,*
5. *Auswertung der Resultate der Pflegemaßnahmen (Pflegeevaluation),*
6. *Information über Krankheitsvorbeugung und Anwendung von gesundheitsfördernden Maßnahmen,*
7. *psychosoziale Betreuung,*
8. *Dokumentation des Pflegeprozesses,*
9. *Organisation der Pflege,*
10. *Anleitung und Überwachung des Hilfspersonals,*
11. *Anleitung und Begleitung der Schüler im Rahmen der Ausbildung und*
12. *Mitwirkung an der Pflegeforschung.*

1.2 Mitverantwortlicher Tätigkeitsbereich

§ 15 (1) Der mitverantwortliche Tätigkeitsbereich umfasst die Durchführung diagnostischer und therapeutischer Maßnahmen nach ärztlicher Anordnung.
(2) Der anordnende Arzt trägt die Verantwortung für die Anordnung (Anordnungsverantwortung), der Angehörige des gehobenen Dienstes für Gesundheits- und Krankenpflege trägt die Verantwortung für die Durchführung der angeordneten Tätigkeit (Durchführungsverantwortung).
(3) Im mitverantwortlichen Tätigkeitsbereich hat jede ärztliche Anordnung vor Durchführung der betreffenden Maßnahme schriftlich zu erfolgen. Die erfolgte Durchführung ist durch den Angehörigen des gehobenen Dienstes für Gesundheits- und Krankenpflege durch seine Unterschrift zu bestätigen.
(4) Im extramuralen Bereich kann die ärztliche Anordnung in medizinisch begründeten Ausnahmefällen mündlich erfolgen. Die schriftliche Dokumentation der Anordnung hat in diesen Fällen nachträglich innerhalb von 24 Stunden zu erfolgen.
(5) Der mitverantwortliche Tätigkeitsbereich umfasst insbesondere:

1. Verabreichung von Arzneimitteln,
2. Vorbereitung und Verabreichung von subcutanen, intramuskulären und intravenösen Injektionen,

3. *Vorbereitung und Anschluss von Infusionen bei liegendem Gefäßzugang, ausgenommen Transfusionen,*
4. *Blutentnahme aus der Vene und aus den Kapillaren,*
5. *Setzen von transurethralen Blasenkathetern zur Harnableitung, Instillation und Spülung,*
6. *Durchführung von Darmeinläufen und*
7. *Legen von Magensonden.*

1.3 Interdisziplinärer Tätigkeitsbereich

§ 16 (1) Der interdisziplinäre Tätigkeitsbereich umfasst jene Bereiche, die sowohl die Gesundheits- und Krankenpflege als auch andere Berufe des Gesundheitswesens betreffen.
(2) Im interdisziplinären Tätigkeitsbereich haben Angehörige des gehobenen Dienstes für Gesundheits- und Krankenpflege das Vorschlags- und Mitentscheidungsrecht. Sie tragen die Durchführungsverantwortung für alle von ihnen in diesen Bereichen gesetzten pflegerischen Maßnahmen.
(3) Der interdisziplinäre Tätigkeitsbereich umfasst insbesondere:

1. *Mitwirkung bei Maßnahmen zur Verhütung von Krankheiten und Unfällen sowie zur Erhaltung und Förderung der Gesundheit,*
2. *Vorbereitung von Patienten oder pflegebedürftigen Menschen und ihrer Angehörigen auf die Entlassung aus einer Krankenanstalt oder Einrichtung, die der Betreuung pflegebedürftiger Menschen dient, und Hilfestellung bei der Weiterbetreuung,*
3. *Gesundheitsberatung und*
4. *Beratung und Sorge für die Betreuung während und nach einer physischen oder psychischen Erkrankung.*

1.4 Pflegehilfe: allgemeines Berufsbild

§ 82 Die Pflegehilfe umfasst die Betreuung pflegebedürftiger Menschen zur Unterstützung von Angehörigen des gehobenen Dienstes für Gesundheits- und Krankenpflege sowie von Ärzten.

Tätigkeitsbereich
§ 84 (1) Der Tätigkeitsbereich der Pflegehilfe umfasst

1. *die Durchführung von pflegerischen Maßnahmen gemäß Abs. 2 und 3 und*

2. *Mitarbeit bei therapeutischen und diagnostischen Verrichtungen gemäß Abs. 4 einschließlich der sozialen Betreuung der Patienten oder Klienten und der Durchführung hauswirtschaftlicher Tätigkeiten.*

(2) Die Durchführung von pflegerischen Maßnahmen darf nur nach Anordnung und unter Aufsicht von Angehörigen des gehobenen Dienstes für Gesundheits- und Krankenpflege erfolgen. Im extramuralen Bereich haben Anordnungen schriftlich zu erfolgen. Eine Übermittlung der schriftlichen Anordnung per Telefax oder im Wege automationsunterstützter Datenübertragung ist zulässig, sofern die Dokumentation gewährleistet ist.

(3) Die Durchführung von pflegerischen Maßnahmen umfasst insbesondere:

1. *Durchführung von Grundtechniken der Pflege,*
2. *Durchführung von Grundtechniken der Mobilisation,*
3. *Körperpflege und Ernährung,*
4. *Krankenbeobachtung,*
5. *prophylaktische Pflegemaßnahmen,*
6. *Dokumentation der durchgeführten Pflegemaßnahmen und*
7. *Pflege, Reinigung und Desinfektion von Behelfen.*

(4) Im Rahmen der Mitarbeit bei therapeutischen und diagnostischen Verrichtungen dürfen im Einzelfall nach schriftlicher ärztlicher Anordnung und unter Aufsicht von Angehörigen des gehobenen Dienstes für Gesundheits- und Krankenpflege oder von Ärzten folgende Tätigkeiten durchgeführt werden:

1. *Verabreichung von Arzneimitteln,*
2. *Anlegen von Bandagen und Verbänden,*
3. *Verabreichung von subcutanen Insulininjektionen einschließlich Blutentnahme aus der Kapillare zur Bestimmung des Blutzuckerspiegels mittels Teststreifens,*
4. *Durchführung von Sondenernährung bei liegenden Magensonden,*
5. *Maßnahmen der Krankenbeobachtung aus medizinischer Indikation wie Messen von Blutdruck, Puls, Temperatur, Gewicht und Ausscheidungen sowie Beobachtung der Bewusstseinslage und der Atmung und*
6. *einfache Wärme- und Lichtanwendungen.*

Eine Übermittlung der schriftlichen Anordnung per Telefax oder im Wege automationsunterstützter Datenübertragung ist zulässig, sofern die Dokumentation gewährleistet ist.

(5) Tätigkeiten gemäß Abs. 1 dürfen in einzelnen Ausnahmefällen und zeitlich begrenzt auch ohne Aufsicht durchgeführt werden, sofern

1. *der Gesundheitszustand des pflegebedürftigen Menschen diese Tätigkeiten zulässt und*
2. *die Anordnung schriftlich erfolgt ist.*

In diesen Fällen hat die anordnende Person nachträglich die Durchführung zu kontrollieren.

2 Patientenanwalt

Hildegard Menner

Gesetze über die Einrichtung zur Wahrung von Rechten und Interessen der Patienten sind im Landesgesetz geregelt.

Wiener Patientenanwaltschaft: Die Wiener Patientenanwaltschaft ist eine unabhängige und weisungsfreie Anlaufstelle im Wiener städtischen Gesundheits- und Spitalsbereich. Sie wird von Patienten und Mitarbeitern in Gesundheitsdiensten in Anspruch genommen.

Aufgaben:
Das Gesetz beauftragt die Wiener Patientenanwaltschaft mit der Wahrung und Sicherung der Rechte und Interessen der Patienten in allen Bereichen des Gesundheitswesens.

Zuständigkeit:

- Krankenanstalten
- Geriatriezentren
- Pflegeheime
- Rettung und Krankenbeförderung
- Dienste im Gesundheitsbereich
- Frei praktizierende Ärzte
- Apotheken
- Dentisten
- Hebammen

Tätigkeiten:

- Behandlung von Beschwerden
- Prüfung von Anregungen
- Aufklärung von Mängeln und Missverständnissen
- Erteilung von Auskünften

- Beratung und Informationen über Gesundheitswesen, Patientenrechte, Fragen zum Pflegegeld, Hauskrankenpflege, soziale Dienste
- Vermittlung bei Meinungsverschiedenheiten zwischen Patienten und Gesundheitswesen, in Versicherungsangelegenheiten
- Hilfestellung zur außergerichtlichen Schadensregulierung bei Patientenschäden, bei der Bewältigung organisatorischer Probleme
- Zusammenarbeit mit Sozialversicherungsträgern, privaten Versicherungsanstalten, gesetzlichen Vertretungen der freien Berufe, der Pharmaindustrie, medizinischen Selbsthilfegruppen[71]

---

[71] www.ab5zig.at/verbindungen/ver.patientenanwalt.htm

3 Bundespflegegeldgesetz

Dieses Bundesgesetz trat am 1. Juli 1993 in Kraft.
Im 1. Abschnitt Artikel II § 1 ist der Zweck des Pflegegeldes dargestellt:

> Das Pflegegeld hat den Zweck, in Form eines Beitrages pflegebedingte Mehraufwendungen pauschaliert abzugelten, um pflegebedürftigen Personen soweit wie möglich die notwendige Betreuung und Hilfe zu sichern sowie die Möglichkeit zu verbessern, ein selbstbestimmtes, bedürfnisorientiertes Leben zu führen.[72]

Das Pflegegeld gebührt bei Zutreffen der übrigen Anspruchsvoraussetzungen, wenn auf Grund einer körperlichen, geistigen oder psychischen Behinderung oder einer Sinnesbehinderung der ständige Betreuungs- und Hilfsbedarf (Pflegebedarf) voraussichtlich mindestens sechs Monate andauern wird oder würde.
Das Pflegegeld wird 12 x jährlich ausgezahlt, es gibt 7 Stufen, die Ausdruck des Betreuungsaufwandes sind. Das Pflegegeld unterliegt nicht der Einkommensteuer.
Der Anspruch auf Pflegegeld ruht während eines stationären Aufenthaltes in einer Krankenanstalt.
Der Antrag auf Zuerkennung oder Erhöhung des Pflegegeldes ist beim zuständigen Sozialversicherungsträger zu stellen, wird der Antrag bei einer anderen Behörde, einem anderen Sozialversicherungsträger, einem Gericht oder Gemeindeamt abgegeben, so ist der Antrag unverzüglich weiterzuleiten und gilt als ursprünglich richtig gestellt.
Die Entscheidungsträger können Maßnahmen zur Qualitätssicherung durchführen. Sie können in Form von Hausbesuchen überprüfen, ob eine den Bedürfnissen der pflegebedürftigen Person entsprechende Pflege gegeben ist, und erforderlichenfalls durch Infor-

---

[72] Bundespflegegeldgesetz (BPGG) – BGBl. Nr. 110/1993

3 Bundespflegegeldgesetz

mation und Beratung zu deren Verbesserung beitragen. Wenn der Anspruchsberechtigte, sein gesetzlicher oder bevollmächtigter Vertreter seinen Verpflichtungen nicht oder nicht ausreichend nachkommt, kann das Pflegegeld für die Dauer der Weigerung gemindert, entzogen oder durch Sachleistungen ersetzt werden.[73]

Anspruch auf Pflegegeld besteht in Höhe der
Stufe 1: für Personen, deren Pflegebedarf nach Abs. 1 durchschnittlich mehr als 50 Stunden monatlich beträgt
Stufe 2: Pflegebedarf durchschnittlich mehr als 75 Stunden
Stufe 3: Pflegebedarf durchschnittlich mehr als 120 Stunden
Stufe 4: Pflegebedarf durchschnittlich mehr als 160 Stunden
Stufe 5: für Personen, deren Pflegebedarf nach Abs. 1 durchschnittlich mehr als 180 Stunden monatlich beträgt, wenn ein außergewöhnlicher Pflegeaufwand erforderlich ist
Stufe 6: für Personen, deren Pflegebedarf nach Abs. 1 durchschnittlich mehr als 180 Stunden monatlich beträgt, wenn

1. zeitlich unkoordinierbare Betreuungsmaßnahmen erforderlich sind und diese regelmäßig während des Tages und der Nacht zu erbringen sind oder
2. die dauernde Anwesenheit einer Pflegeperson während des Tages und der Nacht erforderlich ist, weil die Wahrscheinlichkeit einer Eigen- oder Fremdgefährdung gegeben ist

Stufe 7: für Personen, deren Pflegebedarf nach Abs. 1 durchschnittlich mehr als 180 Stunden monatlich beträgt, wenn

1. keine zielgerichteten Bewegungen der vier Extremitäten mit funktioneller Umsetzung möglich sind oder
2. ein gleich zu achtender Zustand vorliegt

---

[73] Vgl. 69. Bundesgesetz: Änderung des Bundespflegegeldgesetzes. Ausgegeben am 10.7.2001

Erklärung von Begriffen laut 37. Verordnung zum Bundespflegegeldgesetz:[74]

Betreuung
Unter Betreuung sind alle in relativ kurzer Folge notwendigen Verrichtungen anderer Personen zu verstehen, die vornehmlich den persönlichen Lebensbereich betreffen und ohne die der pflegebedürftige Mensch der Verwahrlosung ausgesetzt wäre.
Bei der Feststellung des zeitlichen Betreuungsaufwandes ist von folgenden – auf einen Tag bezogenen – Richtwerten auszugehen, z.B.:

- An- und Auskleiden: 2 x 20 Minuten
- Reinigung bei inkontinenten Patienten: 4 x 10 Minuten
- Einnehmen von Medikamenten: 6 Minuten
- Kanülen-Pflege: 10 Minuten
- Mobilitätshilfe im engeren Sinn: 30 Minuten
- Tägliche Körperpflege: 2 x 25 Minuten
- Zubereitung von Mahlzeiten: 1 Stunde
- Einnehmen von Mahlzeiten: 1 Stunde
- Verrichtung der Notdurft: 4 x 15 Minuten

Hilfe
Unter Hilfe sind aufschiebbare Verrichtungen anderer Personen zu verstehen, die den sachlichen Lebensbereich betreffen und zur Sicherung der Existenz erforderlich sind.
Hilfsverrichtungen sind die Herbeischaffung von Nahrungsmitteln, Medikamenten und Bedarfsgütern des täglichen Lebens, die Reinigung der Wohnung und der persönlichen Gebrauchsgegenstände, die Pflege der Leib- und Bettwäsche, die Beheizung des Wohnraumes einschließlich der Herbeischaffung von Heizmaterial und die Mobilitätshilfe im weiteren Sinn.
Für jede Hilfsverrichtung ist ein – auf einen Monat bezogener – fixer Zeitwert von zehn Stunden anzunehmen.

---

[74] 37. Verordnung: Einstufungsverordnung zum Bundespflegegeldgesetz – Einst. V. Ausgegeben am 29.1.1999

Anleitung, Beaufsichtigung und Motivationsgespräch
Die Anleitung sowie die Beaufsichtigung von Menschen mit geistiger oder psychischer Behinderung bei der Durchführung der vorhin angeführten Verrichtungen ist der Betreuung und Hilfe gleichzusetzen.

Sind mit geistig oder psychisch behinderten Menschen zur selbstständigen Durchführung von vorhin angeführten Verrichtungen Motivationsgespräche zu führen, so ist für diese Betreuungsmaßnahme von einem – auf einen Monat bezogenen – zeitlichen Richtwert von insgesamt zehn Stunden auszugehen.

4 Sozialhilferecht[75]

Charlotte Sühs

Das Sozialhilferecht ist als Landesgesetz im jeweiligen Bundesland geregelt.

„Allgemeine Bestimmungen" bzw. „Grundsätze" des Sozialhilferechtes:

- Aufgabe ist es, jenen ein menschenwürdiges Leben zu ermöglichen, die dazu einer (öffentlichen) Hilfe bedürfen.
- Ziel ist es, den Hilfsbedürftigen möglichst unabhängig von der Hilfe zu machen, daher ist ihre Selbsthilfefähigkeit in größtmöglicher Weise zu fördern.

Der Hilfsbedürftige soll soweit als möglich befähigt werden, von der Hilfe auf Dauer unabhängig zu werden bzw. zumindest zur Beseitigung der Notlage beizutragen.

- Die Hilfegewährung ist subsidiär und auf die besonderen Umstände des Einzelfalles (Individualität) abzustellen. Bedürftig im Sinne des Sozialhilferechtes und damit potenzieller Leistungsempfänger ist derjenige, der seinen Lebensbedarf nicht in ausreichendem Maß aus eigenen Kräften und Mitteln decken kann und auch von Dritten keine entsprechenden Leistungen erhält.
- Individualität: Durch Erfassung der Lebenssituation der Hilfesuchenden und der Bedarfsprüfung soll die Hilfegewährung bestmöglich auf die konkrete Situation abgestimmt werden.
- Hilfegewährung kann durch Geldleistungen, Sachleistungen und persönliche Hilfe erfolgen. Der Hilfesuchende hat allerdings, wenn mehrere Möglichkeiten in Frage kämen, keinen Anspruch auf eine bestimmte Form der Hilfe.

---

[75] Pfeil, W. J.: Österreichisches Sozialhilferecht. Verlag des ÖGB 1989.

4 Sozialhilferecht
139

- Familiengerechtheit: Es ist auf die familiären Verhältnisse der Hilfesuchenden selbst und ihrer unterhaltsberechtigten Angehörigen Rücksicht zu nehmen.
- Antragstellung: Wenn die notwendige Hilfegewährung daran scheitern würde, dass der Hilfesuchende zur Antragstellung nicht in der Lage ist, kann Sozialhilfe „von Amts wegen" gewährt werden. Es dürfen dem Hilfsbedürftigen aber keine Maßnahmen gegen seinen Willen aufgezwungen werden.

Leistungen der Sozialhilfe

- Hilfe zur Sicherung des Lebensbedarfes: Dieser umfasst Lebensunterhalt, Pflege und Krankenhilfe.
  Nach § 15 Abs. 1 des Wiener Sozialhilfegesetzes umfasst die Pflege die körperliche und persönliche Betreuung von Personen, die auf Grund ihres körperlichen oder geistig-seelischen Zustandes nicht im Stande sind, die notwendigen Verrichtungen des täglichen Lebens ohne fremde Hilfe zu besorgen.
  Die Pflege kann innerhalb oder außerhalb von Pflegeheimen gewährt werden.
  Hilfsbedürftigkeit bzw. Notlage ist dann der Fall, wenn jemand den Lebensbedarf für sich und allfällige im gemeinsamen Haushalt lebende unterhaltsberechtigte Angehörige nicht (ausreichend) aus eigenen Kräften oder Mitteln beschaffen kann und diesen auch nicht von anderen Personen oder Einrichtungen erhält.
  Nach § 11 Abs. 2 WSHG (Wiener Sozialhilfegesetz) kann der Lebensbedarf in Form von Geldleistungen, Sachleistungen oder persönlicher Hilfe gewährleistet werden.
- Hilfe für werdende Mütter und Wöchnerinnen.
- Hilfe zur Erziehung und Erwerbsbefähigung.
- Hilfe in besonderen Lebenslagen: kann Personen gewährt werden, die auf Grund ihrer besonderen persönlichen, familiären oder wirtschaftlichen Verhältnisse oder infolge außergewöhnlicher Ereignisse einer sozialen Gefährdung ausgesetzt sind

und der Hilfe der Gemeinschaft bedürfen, um in die Gesellschaft und das Erwerbsleben eingegliedert zu werden.
- Soziale Dienste sind Leistungen zur Befriedigung gleichartiger, regelmäßig auftretender, persönlicher, familiärer und sozialer Bedürfnisse von Hilfesuchenden.
  Soziale Dienste sind Hauskrankenpflege, Familienhilfe, Heimhilfe, Wäschepflegedienst, Essen auf Rädern, allgemeine und spezielle Beratungsdienste, Dienste zur Förderung geselliger Kontakte und zur Förderung der Teilnahme am kulturellen Leben, Erholung für alte und behinderte Menschen, Wohnheime.
- Pflegeheime (§ 15 Abs. 2) und Wohnheime (§ 22a Abs. 1) unterliegen der behördlichen Aufsicht. Aufsichtsbehörde nach § 23 Abs. 1 WSHG ist die Landesregierung.
  Die Aufsicht ist dahingehend auszuüben, dass die Pflegeheime und Wohnheime nach Führung und Ausstattung den technischen, organisatorischen, personellen und hygienischen Erfordernissen einer fachgerechten Sozialhilfe entsprechen.

Im Wiener Sozialhilfegesetz werden nachfolgende Grundsätze ausdrücklich geregelt:

- Ermöglichung der Führung eines menschenwürdigen Lebens (§ 1 Abs. 1)
- Subsidiarität der Sozialhilfe (§ 1 Abs. 1 und §§ 3 und 5)
- Individuelle Hilfe (§ 3 Abs. 2)
- Familiengerechte Hilfe (§ 3 Abs. 2)
- Vorbeugende und nachgehende Hilfe (§ 4)
- Befähigung zur Selbsthilfe (§ 5)
- Antragslosigkeit (§ 6)
- Die Hilfe zur Sicherung des Lebensbedarfes (§§ 8 bis 19)
- Die Hilfe in besonderen Lebenslagen (§§ 20 und 21)
- Die sozialen Dienste (§§ 22 und 22a)

Anspruchsvoraussetzungen für die Gewährung von Sozialhilfe

- Hilfsbedürftigkeit bzw. Notlage
- Aufenthaltsort der Hilfesuchenden
- Österreichische Staatsbürger bzw. genaue Regelungen für Antragsteller anderer Staaten
- Einsatz des Einkommens und des Vermögens
- Berücksichtigung von Leistungen Dritter
- Einsatz der eigenen Kräfte

5 Sachwalterschaft[76]

Gabriele Thür

Die Sachwalterschaft hat 1984 die früher im Fall der Geschäftsunfähigkeit vorgesehene Entmündigung ersetzt.
§ 273 Abs. 1 ABGB
Vermag eine volljährige Person, die an einer psychischen Krankheit leidet oder geistig behindert ist, alle oder einzelne ihrer Angelegenheiten nicht ohne Gefahr eines Nachteils für sich selbst zu besorgen, so ist ihr auf ihren Antrag oder von Amts wegen dazu ein Sachwalter zu bestellen.
Eine Sachwalterschaft kann jede Person anregen. Dies geschieht beim zuständigen Bezirksgericht. Anschließend kommt es zu einer persönlichen Kontaktaufnahme seitens eines Richters. Es folgt daraus entweder eine Aufnahme oder eine Ablehnung des Antrages auf Sachwalterschaft.
Auch wenn jemand „für alle Angelegenheiten" besachwaltet ist, bleiben einzelne Rechte, z.B. das Wahlrecht.
In Geriatriezentren und Pflegeheimen ist ein regelmäßiger Kontakt zum Sachwalter notwendig, um die Interessen der Betroffenen zu wahren und zu vertreten und dadurch auch zu gewährleisten.

---

[76] vgl. Verein für Sachwalterschaft & Patientenanwaltschaft, www.vsp.at

6 Personalplanung für Pflegeheime, Geriatrie- und Langzeitpflegebereiche

Günter Dorfmeister

Der Zeitbedarf für Pflege – professionelle Pflege –, als Grundlage der Finanzierung von Pflegeleistungen, gewinnt in der aktuellen gesundheitspolitischen und -ökonomischen Lage immer mehr an Bedeutung. In der Geriatrie- und Langzeitpflege gilt dies ebenso wie im Rahmen der Akutversorgung in Spitälern. Die implizit oder explizit für die Pflegeleistungen als erforderlich angesehenen Zeiten sind Grundlage für die Personalbemessung und damit für einen wesentlichen Teil der Finanzierung von Pflege. Als Beispiel für die Bedeutung, die Pflegezeiten im Rahmen der Finanzierung von Leistungen haben, dient für den Geriatrie- und Langzeitpflegebereich das Bundes-Pflegegeldgesetz – BPGG, BGBl. 110/1993 idgF. Dessen Leistungsumfang hängt davon ab, in welche Pflegestufe die Versicherten eingestuft werden.

Die Zuordnung Pflegebedürftiger zu einer Pflegestufe geschieht in Abhängigkeit vom Zeitumfang, der für die Pflege benötigt wird.

Eine entsprechende Personalbedarfsplanung für den stationären Betreuungsbereich kann von diesen Zeiten des BPGG aber nicht direkt abgeleitet werden.

Die Methoden der Personalbedarfsplanung in Bereichen des Gesundheits- und Sozialwesens, in diesem Fall für die Mitarbeitergruppe des Pflegedienstes, sind ein notwendiges Instrument in der Gesamtfunktion des Personalmanagements. Dies wird auch durch die gesetzliche Verankerung deutlich: z.B. Wiener Sozialhilfegesetz § 15 Pflege, § 39 Personal, Bund/Länder Vereinbarung Artikel 15a B-VG, Art. 13 Personal, Anlage B Punkt 4 Personalbedarf.

In den Bundesländern werden unterschiedliche Methoden der Personalbedarfsplanung für die Geriatrie- und Langzeitpflegebereiche angewandt. Zumeist sind es Richtwerte – in Minuten – pro Bewohner/Patient. In den letzten Jahren etablierten sich aber auch ergänzend analytische Verfahren der Personalbemessung, wie z.B. PPR-GL, PLAISIR® und andere Methoden zur individuellen klientenbezogenen Leistungserfassung. In Wien war seit vielen Jahren das Wiener Modell Personalbedarfsberechnung (WMPB)[77] Grundlage für die Kalkulation der personellen Ressourcen in der stationären Geriatrie- und Langzeitpflege. Diese Methode wurde durch die Pflegepersonal-Regelung Geriatrie- und Langzeitpflege (PPR-GL) ersetzt.[78]

6.1 PPR-GL

Die Zielsetzung des Projektes PPR-GL war, eine ökonomische Datenerfassung und objektive Auswertung zu gewährleisten – Differenzierung des Bewohner-/Patientenklientels –, ohne bewährte Dokumentationssysteme verändern zu müssen.

Die Schulung der Methode PPR-GL im Rahmen der Implementierung sollte ebenfalls einfach durchzuführen sein. Das Qualitätsniveau bei der Bewertung der Tätigkeiten und Arbeitsvorgänge im Rahmen der PPR-GL sollte einer angemessenen Patientenversorgung[79] entsprechen. Als Basismethode dienten die seit vielen Jahren bewährte Pflegepersonal-Regelung Wien (PPR-W für Erwachsenenpflege)[80] und die seit 2000 bearbeitete ON-Regel PPR-Ö, Pflegepersonal-Regelung Österreich[81] (ONR 116150, 1.4.2002), welche an das Leistungsspektrum der Geriatrie- und Langzeitpflege angepasst wurden. In Prätests und Pilotstudien wurde das Methodenkonzept PPR-GL evaluiert und für den Einsatz in der Arbeitsroutine vorbereitet. Die PPR-GL, in der Praxis bereits überwiegend in den Organisationen der Stadt Wien (Geriatriezentren) implementiert, erreichte die vereinbarten Ziele.

---

[77] Vgl. Van Steelandt, T. et al., 1995; Pelikan, G., 1998
[78] Vgl. Dorfmeister, G., 2001
[79] Vgl. Dorfmeister, G., 1999, S. 11
[80] Vgl. Peil, F. et al., 1995
[81] Vgl. Dorfmeister, G., 2001, S. 20–24

6 Personalplanung

Als Kernpunkt bei der Methodenkonzeption PPR-GL kann die Evaluierung der Zeitwerte der PPR-W für die PPR-GL angesehen werden. Auf der Ebene der Leistungselemente, wie es die PPR-W beschreibt (Allgemeine Pflege, Spezielle Pflege, Pflegegrundwert und Fallwert), wurden bis auf die Einzelaktivitäten/Leistungen der jeweilige Zeitwert und die Häufigkeit im Regeldienst neu bewertet. Besonderheiten und die spezielle Versorgung von Patienten in Geriatrie- und Langzeitpflegebereichen werden durch entsprechende Zeitbewertungen berücksichtigt. Diese Zuschlagswerte wurden mittels Arbeitsanalyse erhoben und im Expertengespräch festgelegt. Die Zeitwerte der Speziellen Pflege sind im Geriatrie- und Langzeitpflegebereich geringer als im Akutpflegebereich. Dies liegt an den unterschiedlichen Leistungsinhalten. Die Zeitwerte der Allgemeinen Pflege sind unverändert. Dies begründet sich durch den Ressourcenansatz der patientenbezogenen Leistungen (vorhandenen und defizitären Ressourcen), welcher die Grundlage der pflegerischen Versorgung generell darstellt. Der zeitlichen Bewertung von Tätigkeiten in den entsprechenden Bedürfnis- und Leistungsarten, sowie von patientenfernen und fallabhängigen Leistungen, ist eine zweckmäßige und ökonomische Arbeitsorganisation unterstellt. Die Minutenwerte sind als Durchschnittszeitwerte der durchschnittlichen Leistungen für Bewohner/Patienten, pro Kategorie, zu sehen (und somit keine detaillierte Einzelleistungserfassung).

Die Methode PPR-GL ist vom Einstufungs- und Berechnungsverfahren mit der PPR-W weitgehend ident (ein Stichtag zur Einstufung aller Bewohner pro Station pro Monat ist festgelegt und als Mindestanforderung für seriöse Daten ausreichend; Einstufungsschema der PPR-GL im Anhang). Dieses so erfasste Leistungsspektrum (Patientenverteilung in den 9 Kategorien) wird auf die Auslastungsdaten des Bereiches für eine definierte Periode (zumeist das Jahr, auch monatlich möglich) hochgerechnet und der Personalbedarf ermittelt. Dabei ist das Leistungsspektrum des Pflegedienstes (teilweise im Betreuungsgrundwert) berücksichtigt (siehe Anhang Musterauswertung PPR-GL). Die stationsbezogenen Detaildaten dienen der Pflegedirektion für die Personalressourcenplanung in der Organisation (bedarfsgerechte Personalein- und -zuteilung). Die Gesamtauswertung der Daten dient als Diskussionsbasis für die Personalbudgetplanung im Rahmen der für die Geriatrie- und Langzeitbereiche festgelegten Rahmenkennzahlen.

Erläuterungen und Minutenwerte der PPR-GL (Detailtabellen für Minutenwerte und Tätigkeitsprofile der PPR-GL im Anhang):

Der analytische, patientenbezogene Ansatz der PPR-GL bezieht sich auf den Zeitraum des 14-stündigen Regel-, Tagdienstes 7.00–21.00 Uhr (Allgemeine und Spezielle Pflege). Der verbleibende Zeitraum von 10 Stunden, Nachtdienst 21.00–7.00 Uhr, wird durch die Arbeitsplatzberechnung ermittelt (siehe Punkt Arbeitsplatzberechnung). Der patientenbezogene Aufwand für die Allgemeine Pflege (A) und die Spezielle Pflege (S) ist in Pflegeleistungsstufen (1, 2, 3) gleichermaßen für den A- und S-Bereich eingeteilt:

Grundleistungen/Selbstständig	= Leistungsstufe 1
Erweiterte Leistungen/Teilselbstständig	= Leistungsstufe 2
Besondere Leistungen/Unselbstständig	= Leistungsstufe 3

Durch die Kombination der Pflegeleistungsstufen im A- und S-Bereich ergeben sich 9 Patientengruppen, -kategorien:

A1/S1, A1/S2, A1/S3
A2/S1, A2/S2, A2/S3
A3/S1, A3/S2, A3/S3

Patientenbezogene Minutenwerte für die Pflegeleistungsstufen (9 Kategorien)

A/S Minutenwerte PPR-GL (Minuten pro Patient und 14 Stunden/Tag)			
	A1	A2	A3
S1	20 + 11,7	66 + 11,7	147 + 11,7
	A1/S1 31,7	**A2/S1 77,7**	**A3/S1 158,7**
S2	20 + 19,2	66 + 19,2	147 + 19,2
	A1/S2 39,2	**A2/S2 85,2**	**A3/S2 166,2**
S3	20 + 40,9	66 + 40,9	147 + 40,9
	A1/S3 60,9	**A2/S3 106,9**	**A3/S3 187,9**

6 Personalplanung 147

Der organisationsbedingte Aufwand für patientenferne Tätigkeiten und spezielle patientenbezogene Leistungen im Zusammenhang mit der Gestaltung des Alltags der Patienten/Bewohner ist im Betreuungsgrundwert (BGW) berechnet. Bei diesem Leistungsbereich, welcher auch anders bezeichnet ist (PPR-W = Pflegegrundwert), sind inhaltliche und zeitliche Änderungen dokumentiert (5 Minuten pro Pflegetag weniger als die PPR-W). Dies liegt an den anderen Schwerpunkten in der Organisation der Geriatrie- und Langzeitpflegebereiche gegenüber einer Akuteinrichtung.

BGW **Betreuungsgrundwert** Minuten pro Patient und Tag	25

Die Leistungen im Zusammenhang mit der Aufnahme, Verlegung (Transferierung) und Entlassung (Versorgung Verstorbener) des Patienten, welche unabhängig von der Verweildauer sind, werden durch den Fallwert (FW) abgedeckt. Gegenüber der PPR-W wurden keine Änderungen festgestellt, womit auch der Zeitwert gleich bleibt.

FW **Fallwert** Minuten pro Patient und Aufnahme von außen	70

Leistungen im Zusammenhang mit der Begutachtung von Patienten zur Aufnahme in Geriatriezentren – Geriatrisches Assessment außerhalb der eigenen Einrichtung – können durch einen fallbezogenen Zuschlagswert (FZW) abgedeckt werden. Diese Regelung ist von entsprechenden Rahmenbedingungen abhängig.

FZW **Fallbezogener Zuschlagswert**	**Geriatrisches Assessment extern**	Begutachtung der Patienten für die Aufnahme in Geriatriezentren außerhalb der eigenen Einrichtung
Minuten pro Leistung	200	

Die Leistungen im Zusammenhang pflegerischer Aktivitäten für Patienten mit besonderen Krankheitsbildern und Betreuungs-,

Behandlungsschemata, wie z.B. apallisches Syndrom, Langzeitbeatmung, werden durch patientenbezogene Zuschlagswerte (PZW) abgedeckt. Die Zuschläge werden pro Pflegetag hinzugerechnet (eine weitere Möglichkeit besteht in einem Pauschalzeitwert pro Station und Berechnungsperiode).

PZW **Patientenbezogene Zuschlagswerte**	Betreuung und Pflege mit **erweitertem Aufwand** – **apallisches Syndrom**	Betreuung und Pflege mit **erweitertem Aufwand** – **Langzeitbeatmung**
Minuten pro Pflegetag	40	80
	Über die Regelversorgung hinausgehende pflegetherapeutische Leistungen (Lagerungsschemata, verschiedene Stimulationsformen, Aktivierung …)	Gerätewartung nach MPG, Prüfung, Hygienerichtlinien, Schlauchsysteme … Tracheostoma, Absaugung, Verband-, Kanülenwechsel, Langzeitbeatmung, verschiedene Beatmungsformen, ergänzende Atemtherapie …

6.2 Arbeitsplatzberechnung, Berechnung der Mindestbesetzung

Bei der Arbeitsplatzberechnung, der Berechnung der Mindestpersonalbesetzung, wird die tägliche und/oder wöchentliche, mindestens notwendige Anwesenheit von Arbeitskräften zur Ausführung bestimmter Leistungen festgestellt. Dabei wird davon ausgegangen, dass die als Mindestpräsenz definierte Anzahl von Mitarbeitern dem Leistungsumfang einer Betriebsstelle entspricht bzw. eine bestimmte Mindestpersonalbesetzung gewährleistet sein muss[82].

---

[82] Vgl. Dorfmeister, G., 1999, S. 46

Die Arbeitsplatzmethode ist unter anderem auch dazu geeignet zu überprüfen, ob der Personalbedarf (Stellen), welcher mit analytischen Methoden (z.B. PPR) errechnet wurde, von der Richtgröße her den Mindestbedarf gewährleistet. Aber auch ob die Rahmenvorgaben bei der Dienstplangestaltung (Dienstzeiten, Personalpräsenz) den tatsächlich zur Verfügung stehenden Personalressourcen entsprechen.

Notwendige Informationen, welche für die Berechnung der Mindestbesetzung einer Betriebsstelle erforderlich sind (üblicherweise auf die Woche bezogen):

- Anzahl der notwendigen Arbeitsplätze (Station)
- Anzahl der notwendigen Arbeitskräfte pro Arbeitsplatz
- Betriebs- und Arbeitszeiten pro Tag (Dienstart oder Anwesenheitszeit)
- Betriebstage pro Woche (im stationären Bereich üblicherweise 7 Tage)
- Berücksichtigung des Personal-Ersatzbedarfes (wenn primär mit der Bruttoarbeitszeit gerechnet wird)

$$\frac{\text{MA pro Arbeitsplatz} \times \text{Anwesenheitszeit pro Tag} \times \text{Arbeitstage pro Woche}}{\text{Wochenarbeitzeit}} = PB$$

MA Anzahl der Mitarbeiter (MA) pro Arbeitsplatz (Station, sonstige Betriebsstelle ...)
PB Personalbedarf

Beispiel: Mittels der Arbeitsplatzberechnung wird bei einigen analytischen Methoden der Personalbedarfplanung der Personalbedarf für den Nachtdienst kalkuliert, z.B. bei PPR-GL. Rechnung: 2 Mitarbeiter pro Nachtdienst x 10 Stunden/Nacht (Berechnungszeitraum) x 7 Tage/Woche: 40 Stunden Bruttoarbeitszeit (oder 32 Stunden Nettoarbeitszeit) pro Woche = 3,5 (4,38) Mitarbeiter.

Minutenwertformel

Die Berechnung des Personalbedarfes mittels der Minutenwertformel[83] ist weit verbreitet und findet in vielen Bereichen Anwendung. Als Berechnungsgrundlage dient ein durchschnittlicher Minutenwert pro Patient/Bewohner pro Tag, wobei der Tag, je nach Berechnungsmethode/-grundlage oder Vereinbarung, einen unterschiedlichen Zeitbezug aufweist, z.B. für 10, 12, 14, 16 oder 24 Stunden. Wenn die Minuten pro Patient nicht für 24 Stunden kalkuliert sind, so ist der verbleibende Zeitraum (üblicherweise für die Nacht) mittels der Arbeitsplatzberechnung zu kalkulieren.

$$\frac{\text{Pflegeminuten pro Patient/Tag} \times \text{d.b. Betten} \times \text{WF} \times \text{Wochen/Jahr}}{\text{Jahresnettoarbeitszeit (Stunden)} \times 60 (\text{minuten})} = \text{PB}$$

Pflegeminuten	Minuten Arbeitsleistung gesamt für einen Patienten pro Tag (die Tagesperiodendauer hängt von der Methode ab)
d. b. Betten	durchschnittlich belegte Betten
WF	Wochentag-Faktor = 7 (Tage pro Woche). Ursprünglich bei der DKG-Methode etabliert, er soll das unterschiedliche Arbeitsaufkommen an den einzelnen Wochentagen darstellen (ein Werktag mit voller Arbeitsbelastung hat den Faktor 1, ein Wochenendtag z.B. den Faktor 0,75 oder 0,5. Wochentag-Faktor lt. DKG).
Woche/Jahr	Kalenderwochen (bei Berechnung für die Jahresperiode)
PB	ermittelter Personalbedarf in Stellen

Beispiel: 80 Pflegeminuten (Richtwert für die ⌀ Pflegeleistung in Pflege-, Seniorenheimen) pro Bewohner und Tag[84] (12 Stunden) x 48 Bewohner (Beispiel von zwei kooperierenden Stationen) x 7 (Wochenfaktor) x 52 Wochen/Jahr: 1664 (Jahresnettoarbeitszeit; 20% Fehlzeiten bereits abgerechnet) x 60 (Minuten pro Stunde) = 14 errechnete Vollzeitstellen (Basis 40 Wochenstunden)

---

[83] Vgl. Dorfmeister, G., 1999, S. 55
[84] Vgl. Ehmsen-Höhnl, J., 2002, S. 37

Zu ergänzen ist noch die Nachtdienstbesetzung (Berechnung mittels der Arbeitsplatzberechnung): angenommen 3 Mitarbeiter pro Nachtdienst (für 2 Stationen) x 12,5 (Dienstdauer des Nachtdienstes) x 7 (Nächte/Woche): 32 (Nettowochenarbeitszeit; 40 Stunden – 20% Fehlzeiten) = 8,2 errechnete Vollzeitstellen

Für beide Stationen ergeben sich in Summe 14 + 8,2 = 22,2 Vollzeitstellen; hinzuzurechnen ist noch die pflegerische Stationsleitung.

6.3 PLAISIR®

PLAISIR® ist ein Verfahren zur informationsgestützten Planung der erforderlichen Pflege. Es stellt ein System zur kontinuierlichen Evaluation der Bewohner von Langzeitpflegeeinrichtungen dar. PLAISIR® = Planification Informatisée des Soins Infirmiers Requis = Informatisierte Planung der erforderlichen Krankenpflege. Informatisiert bedeutet in diesem Zusammenhang, dass ein komplexes EDV-System dahinter steckt, um die Datenverarbeitung leisten zu können. Die Methode PLAISIR® wurde vor über zehn Jahren in Quebec entwickelt (Tilquin et al.). Es basiert auf der Messung der für jede Person individuell erforderlichen Pflegezeit und ergibt eine dreidimensionale Darstellung jedes Bewohners in Hinblick auf drei Dimensionen der Pflegeaufwandsmessung – das ist sein bio-psycho-sozialer Zustand – bezüglich der erforderlichen Leistungen, um seine psychosozialen Bedürfnisse zu befriedigen, und bezüglich der erforderlichen Ressourcen gemessen in Zeiteinheiten (Stunden oder Minuten), um die erforderlichen Leistungen auszuführen. Daraus ergibt sich eine Folge vom Zustand zur erforderlichen Pflege und zu den Ressourcen[85].

Das Kuratorium Deutsche Altershilfe hat, ebenso wie einige Schweizer Pflegeeinrichtungen, diese Methode bereits im Test angewandt. Testauswertungen haben ergeben, dass für ältere Menschen in 11 Pflegeheimen für Leistungen für die Grund- und Behandlungs-

---

[85] Vgl. Dokumentation KDA-Fachtagung 2000, S. 3, 48.

pflege sowie für Kommunikation im Durchschnitt ein Zeitaufwand von 131 Minuten pro Tag erforderlich ist (71 Minuten in der Frühschicht, 44 Minuten in der Spätschicht sowie 16 Minuten in der Nacht). Eine andere Untersuchung hat 121 Minuten pro Tag und Bewohner ergeben (Sozialforschungsinstitut Infratest)[86].

Am Ende dieses Beitrages erlaube ich mir, nachfolgende Aussage zu stellen. Damit soll die gesellschaftliche Verpflichtung deutlich werden, die wir gegenüber „unseren Pflegebedürftigen und Alten" haben, nämlich entsprechende Betreuungskonzepte und Einrichtungen qualifiziert – auch mit Personalressourcen – auszustatten: „Eine Gesellschaft, in der es chic ist, von allem den Preis zu kennen und von nichts den Wert, macht in Wirklichkeit Verluste." Johannes Rau

Sozial-gesundheitspolitische Maßnahmen werden angesichts der demografischen Entwicklung immer wichtiger und sollen darauf abzielen, die Unabhängigkeit der Menschen im Alter zu erhalten und die Solidarität unter den Generationen zu fördern. Dem Problem der Multimorbidität vieler alter Menschen muss in Zukunft größeres Augenmerk geschenkt werden. Demografische und gesellschaftliche Entwicklungen haben dazu geführt, dass das Risiko, pflegebedürftig zu werden, von einem individuellen zu einem gesamtgesellschaftlichen Problem geworden ist. Pflegebedürftige Menschen und ihre Angehörigen brauchen soziale Sicherheit und Hilfe.[87]

---

[86] Vgl. Pressemitteilung KDA, Internet, S. 2.
[87] Vgl. Schmid, T., 2001, S. 113.

6.4 Musterauswertung der PPR-GL

PPR-GL

strategische, jahresbezogene Personalbedarfsberechnung
Stationen (2 x 24 Betten) Personalbedarf (PB) inklusive Leitungen!

A/S Verteilung	min	N = dokum. Patiententage	Gruppen-verteilung in %	Minuten d. gewichteten Pflegetags
A1 S1	31,7	11	**22,92**	127.275,50
A1 S2	39,2	–	–	–
A1 S3	60,9	–	–	–
A2 S1	77,7	20	**41,67**	567.210,00
A2 S2	85,2	–	–	–
A2 S3	106,9	–	–	–
A3 S1	158,7	15	**31,25**	868.882,50
A3 S2	166,2	2	**4,17**	121.326,00
A3 S3	187,9	–	–	–
BGW	25			438.000
FW	70			1.050
Aufnahmen/Periode		15		
Pflegetage/Periode		17.520		
Nacht Stellen		3		
Wochentage		7		
Zuschlag min/Tag		0		0,00
Netto AZ/Periode		1.664		
FZ Quote %		20		
PB "Tag"				21,27
PB "Nacht"				6,56
PB gesamt				27,83
MWmin/Pat./14h	"Tag"			96,16
MWmin/Pat./10h	"Nacht"			38
min Betreuungs-grundwert/Tag				25,00
gew. min Fallwert/Tag				0,06
Summe min/Tag/14h				121,22
Summe min/Tag/24h				158,72

Einstufungsschema der PPR-GL

Einstufungsschema Allgemeine Pflege
für die Geriatrie- & LangzeitPflege PPR-GL

Bedürfnis-bereiche	PFLEGESTUFEN		
	A1 Selbstständig	A2 Teilselbstständig	A3 Unselbstständig
	Einordnungsmerkmale		
	der Patient kann/darf…	der Patient kann/darf…	der Patient kann/darf…
Körperpflege	… sich selbst waschen und kleiden	… sich mit Unterstützung weitestgehend selbst waschen und kleiden	… sich nicht selbst waschen und kleiden
KP	KP 1	KP 2	KP 3
Ernährung	… selbst essen und trinken	… Nahrung und Getränke selbst einnehmen, wenn sie entsprechend vor- oder aufbereitet sind	… nicht eigenständig essen und trinken
ERN	ERN 1	ERN 2	ERN 3
Ausscheidung	… selbst die Toilette aufsuchen	… Blase oder Darm mit Unterstützung selbst entleeren	… nicht kontrolliert Blase oder Darm entleeren
AUS	AUS 1	AUS 2	AUS 3
Bewegung und Lagerung	… sich selbst bewegen und lagern	… sich selbst bewegen und lagern, fühlt sich unsicher	… sich nicht selbst bewegen oder lagern
BUL	BUL 1	BUL 2	BUL 3

Für die Zuordnung zur Pflegestufe A2 müssen zwei Bedürfnisbereiche zutreffen; trifft nur ein Bedürfnisbereich aus A2 zu und ist ein zweiter aus A3 festzustellen, ist der Patient der Pflegestufe A2 zuzuordnen.

Bei Vorliegen von mindestens zwei Bedürfnisbereichen aus A3 ist der Patient dieser Pflegestufe zuzuordnen.

6 Personalplanung

Einstufungsschema Spezielle Pflege
für die Geriatrie- & LangzeitPflege PPR-GL

Leistungs- bereiche	PFLEGESTUFEN		
	S1 Grund- leistungen	S2 Erweiterte Leistungen	S3 Besondere Leistungen
		Einordnungsmerkmale	
Leistungen im Zusammenhang mit – Operationen – invasiven Maßnahmen – akuten Krankheits- phasen	Alle 2/11 Patienten, die nicht 2/12	Beobachten des Patienten und Kontrolle von mindestens 2 Parametern *1) 4- bis 6-mal innerhalb von 8 Stunden *2) aufwendiges Versorgen von Ableitungs- und Absaugsystemen	Beobachten des Patienten und Kontrolle von mindestens 3 Parametern *1) fortlaufend innerhalb von wenigstens 12 Stunden zum Erkennen einer akuten Bedrohung 3/1

*1) Diese Parameter sind insbesondere: Puls, Blutdruck, Atmung, Bewusstseinslage, Temperatur, Nierenfunktion, Blutzucker.

*2) Das bedeutet nicht, dass die Messungen sich auf die 8 Stunden gleich verteilen; es soll nur die Leistungsdichte beschrieben werden.
Einordnungsmerkmale sind durch getrennte Felder kenntlich gemacht.
Für die Zuordnung zur Pflegestufe „S2" muss mindestens ein Einordnungsmerkmal zutreffen.
Eine Zuordnung nach „S3" erfolgt, wenn mindestens ein Einordnungsmerkmal aus „S3" zutrifft.

Einstufungsschema Spezielle Pflege
für die Geriatrie- & LangzeitPflege PPR-GL *(Fortsetzung)*

Leistungs-bereiche	PFLEGESTUFEN			
	S1 Grund-leistungen	S2 Erweiterte Leistungen		S3 Besondere Leistungen
		Einordnungsmerkmale		
Leistungen im Zusammenhang mit medikamentöser Versorgung	S2 oder S3	2/21	bei kontinuierlicher oder mehrfach wiederholter Infusionstherapie oder bei mehreren Transfusionen	fortlaufendes Beobachten und Betreuen des Patienten bei schwerwiegenden Arzneimittelwirkungen 3/2
		2/22	bei intravenösem Verabreichen von Zytostatika	
Leistungen im Zusammenhang mit Wund- und Hautbehandlung	zuge-ordnet werden	2/31	aufwendiger Verbandswechsel	mehrmals täglich: Behandlung großflächiger oder tiefer Wunden oder großer Hautareale 3/3
		2/32	Behandlung großflächiger oder tiefer Wunden oder großer Hautareale	

Minutenwerte und Tätigkeitsprofile der PPR-GL

Tätigkeitsprofil für die *„Allgemeine Pflege"* PPR-GL

Tätigkeiten	Minuten je Patient und Tag (14 Stunden)		
	A 1	A 2	A 3
1. Leistungen im Zusammenhang mit der Körperpflege, insbesondere – Bereitstellen von Utensilien, Nachbereiten sowie orientierende Hilfen – Waschen und Pflegen des Körpers einschließlich Bekleidungswechsel – Aktivieren zur Körperpflege – Haarpflege und Gesichtsrasur – Mundhygiene einschließlich Infektionsprophylaxe	0,7	10,2	36,9
2. Leistungen im Zusammenhang mit der Ernährung, insbesondere – Erfassen der Essenswünsche einschließlich Beraten – Bereitstellen von Speisen, Getränken und Zwischenmahlzeiten – Helfen beim Essen und Trinken einschließlich Sondenernährung und Aktivieren – Zubereiten oder Erwärmen der Nahrung in der Pflegeeinheit – Überwachen der Nahrungsaufnahme und Abräumen des Geschirrs	6,0	17,4	33,0
3. Leistungen im Zusammenhang mit Aus-scheidungen, insbesondere – Bereitstellen von Utensilien sowie Kontrollieren und Entleeren sowie orientierende Hilfen – Begleiten zur Toilette – Unterstützen bei der Ausscheidung (Blase, Darm, Erbrechen, Schwitzen) – Aktivieren zur Ausscheidung – Pflegen und Nachbereiten bei der Ausscheidung	0,7	10,9	19,4
Zwischensumme:	7,4	38,5	89,3

Tätigkeiten	Minuten je Patient und Tag (14 Stunden)		
	A 1	A 2	A 3
Übertrag	7,4	38,5	89,3
4. Leistungen im Zusammenhang mit Bewegungen und Lagern, insbesondere – Betten- und Wäschewechsel – Mobilisationshilfe im Bett und außerhalb des Bettes, einschl. Bereitstellen von Utensilien, ggf. An- und Auskleiden – Durchführen gesonderter prophylaktischer Maßnahmen (z.B. Dekubitus-, Thrombose-, Pneumonie- und Kontrakturprophylaxe) sowie orientierende Hilfen – Therapieunterstützendes Lagern	5,2	15,6	41,3
5. Kommunikation, soweit sie nicht zeitgleich im Zusammenhang mit anderen pflegerischen Leistungen erbracht wird, insbesondere – Entlastende und Orientierung gebende Patientengespräche – Begleiten des Patienten in der Phase des Sterbens – Gespräche mit Angehörigen einschließlich Beratung – Patientenbezogene Informationsgespräche einschließlich telefonischer Kontakte	4,4	6,9	9,4
6. Pflegeplanung und -dokumentation, insbesondere – Individuelle Pflegeplanung (Pflegeprozess) – Pflegedokumentation (fortlaufend)	3,0	5,0	7,0
Summe (gerundet)	20,0	66,0	147,0

Tätigkeitsprofil „Spezielle Pflege" PPR-GL

Tätigkeiten	Minuten je Patient und Tag (14 Stunden)		
	S 1	S 2	S 3
A Vitalzeichenkontrolle und begleitendes Beobachten des Patienten (ohne Aufnahmeuntersuchung) – Puls – Blutdruck – Temperatur – Atmung – Bewusstseinslage – Nierenfunktion, Ein- und Ausfuhrbilanz (einschließlich Wiegen)	0,00	3,50	16,90
B Teilnahme an ärztlichen Visiten	0,56	1,68	6,39
C Leistungen im Zusammenhang mit den Eingriffen und Maßnahmen des Arztes in der Pflegeeinheit (einschließlich Notfallversorgung), insbesondere – Vor- und Nachbereiten, Verarbeiten und Assistenz	0,02	0,13	0,65
D Leistungen im Zusammenhang mit der Arzneimittelgabe, auch in Verbindung mit Infusionstherapie, insbesondere – Vor- und Nachbereiten – Assistenz – Arzneimittel verabreichen, einschließlich Inhalation	6,68	8,54	10,48
E Gewinnen von Untersuchungsmaterial durch die Pflegenden (ohne Blutentnahmen aus Vene oder Arterie), insbesondere – Vor- und Nachbereiten – Gewinnen – Verarbeiten	0,03	0,10	0,15
Zwischensumme:	7,28	13,95	34,56
Übertrag:	7,28	13,95	34,56

Tätigkeiten	Minuten je Patient und Tag (14 Stunden)		
	S 1	S 2	S 3
F Pflegetechnische Leistungen, insbesondere – Abführende Maßnahmen – Legen und Wechseln von Blasenkathetern und Sonden – Spülungen – Apparatives Atemtraining – Absaugen (Mund, Nase, Rachenraum, Tracheostoma)	0,23	0,59	0,95
G Äußere Anwendungen, insbesondere – Wundbehandlung und Verbandwechsel – Drainagen- und Kanülenversorgung – Hautbehandlung – Kälte- und Wärmeanwendung sowie medizinische Bäder	3,48	3,87	4,73
H Vor- und Nachbereiten des Patienten für diagnostische und therapeutische Leistungen außerhalb der Station	0,49	0,49	0,49
I Patientenbegleitung	0,00	0,04	0,042
J Anfordern von diagnostischen und therapeutischen Leistungen einschl. Terminplanung, Koordination und Dokumentation	0,21	0,21	0,15
Summe	11,69	19,14	40,91

Tätigkeitsprofil für den „*Betreuungsgrundwert*" PPR-GL

Tätigkeiten	Minuten je Patient und Tag (14 Stunden)
Leistungen im Zusammenhang mit Pflege- und behandlungsbezogenen Besprechungen – Dienstübergaben – Einarbeiten neuer Mitarbeiter, einschließlich Anleiten und Unterweisen – Teilnahme an innerbetrieblichen, stationsbezogenen Gesprächen zur Betreuung und Unterstützung der Pflegenden (z.B. Supervision) – Stationsbezogene Qualitätssicherung	4,6
Leistungen im Zusammenhang mit Leitungsaufgaben – Personaleinsatzplanung – Mitarbeiterbesprechung und Einzelgespräche – Teilnahme an stationsübergreifenden Dienstbesprechungen – Kontrollaufgaben im Rahmen der internen Budgetierung	3,6
Leistungen im Zusammenhang mit der Ablauforganisation – Disposition von Arzneimitteln und Materialien sowie Anforderung von Leistungen außerhalb von Diagnostik und Therapie – Verwaltungsaufgaben – Nicht planbare Hol- und Bringdienste, Patientenbegleitung – Hygiene-, Sicherheits- und Umweltschutzmaßnahmen	5
Leistungen im Zusammenhang mit der Gestaltung des Alltages der Bewohner/Patienten – Unterstützung bei der Strukturierung des Tagesablaufes – Maßnahmen zur Unterstützung der pers. Rituale – Hilfestellung zur selbstständigen Beschäftigung – Animation zu Gruppenaktivitäten; soziale Kontakte – Hilfestellung zur Teilnahme an Veranstaltungen, Freizeitaktivitäten und Einkäufen – Umgang mit Sachwaltern/Angehörigen bei finanziellen und anderen Belangen	8,8
Innerbetriebliche Fortbildung	3,0
Summe	25,0

Tätigkeitsprofil für den „Fallwert" PPR-GL

Tätigkeiten	Fallwert Aufnahme von außen
Tätigkeiten im Zusammenhang mit Aufnahmen von außen, Verlegungen, Entlassungen und Versorgung Verstorbener, insbesondere	
– Aufnahme in der Pflegeeinheit; Empfang und Einweisung von Patienten und Angehörigen	12,00
– Durchführung erster Pflegemaßnahmen einschließlich Pflegeanamnese und Einleitung diagnostischer Maßnahmen	40,00
– Zusammenstellung der erforderlichen Verlegungs- oder Entlassungsunterlagen einschließlich des Übergabeberichtes der Pflege (interne Verlegungen)	8,00
– Abschluss- und Informationsgespräch mit Patienten und Angehörigen sowie Unterstützung bei der Entlassung und Nachbereitung des Zimmers; Versorgung Verstorbener und Gespräch mit den Angehörigen	10,00
Summe:	70,00

7 Gesundheitsförderung und Prävention in der Pflege

Charlotte Sühs und *Gabriele Thür*

Geschichtliche Entwicklung[88]

Von Prävention war seit dem Beginn des 20. Jahrhunderts die Rede, während der Ausdruck Gesundheitsförderung erst in den letzten Jahren verwendet wird.

Von Anfang an befasste sich die Prävention mit der Verbesserung der damals vorherrschenden schlechten hygienischen Zustände. Die bekanntesten Infektionskrankheiten waren Tuberkulose, Kindbettfieber und Diphtherie. Mit Impfprogrammen gelang es, einige Erkrankungen einzudämmen.

Ebenso wirksam war die präventive Aufforderung, sich beispielsweise die Hände zu waschen, ganz allgemein den Körper zu reinigen und nur sauberes Wasser zu trinken.

Durch das Errichten von Trinkwasseranlagen und der Kanalisation konnte das Entstehen vieler Krankheiten präventiv beeinflusst werden.

Es gelang jedoch nicht, Infektionserkrankungen auszurotten. Krankheiten wie Grippe, Gelbsucht, Salmonellenvergiftung, aber auch AIDS zeigen, dass vorbeugende Maßnahmen dringend notwendig geworden sind.

> Prävention beinhaltet Maßnahmen zur Förderung der Gesundheit und Verhütung von Krankheit durch Beseitigung von ursächlichen Faktoren, die Erhöhung der Resistenz von Individuen sowie die Veränderung von Umweltfaktoren, welche an Krankheitsentstehung oder -übertragung beteiligt sind.

Neue Gesundheitsprobleme wie Herz-Kreislauf-Erkrankungen, Osteoporose, Hirnleistungsstörung, Depression, chronisch obstruk-

---

[88] Krankenpflege 11/95 Maria Rust Gesundheitsförderung.

tive Atemwegserkrankungen, Karies und Suchtkrankheiten gewinnen immer mehr an Bedeutung.

Unterscheidet man bei der Prävention zwischen Primärer, Sekundärer und Tertiärer Prävention, so ist bei der Gesundheitsförderung von verhältnisorientierter und verhaltensorientierter Gesundheitsförderung die Rede:

> „Gesundheitsförderung zielt auf einen Prozess, allen Menschen ein höheres Maß an Selbstbestimmung über ihre Gesundheit zu ermöglichen und sie damit zur Stärkung ihrer Gesundheit zu befähigen. In diesem Sinne ist Gesundheit als ein wesentlicher Bestandteil des alltäglichen Lebens zu verstehen und nicht als vorrangiges Lebensziel. Gesundheit steht für ein positives Konzept, das in gleicher Weise die Bedeutung sozialer und individueller Ressourcen für die Gesundheit betont wie die körperlichen Fähigkeiten. Die Verantwortung für die Gesundheitsförderung liegt deshalb nicht nur beim Gesundheitssektor, sondern zielt über die Entwicklung gesunder Lebensweisen hinaus auf die Förderung von umfassendem Wohlbefinden." Aus dem Wortlaut der WHO-Ottawa-Charta von 1986

Die Frage „Was tut mir gut?" und nicht die Frage „Was macht mich krank?" bringt Ressourcen im Einzelnen zum Vorschein. Nur zu sagen, ich bin krank oder gesund, rückt die Frage „Was tut mir gut?" in den Hintergrund.

Der Medizinsoziologe *Aaron Antonovsky*[89] prägte den Begriff Salutogenese. Salutogenese meint die gesunde Beschaffenheit des Körpers. Interessant ist die Entstehung von Gesundheit und nicht die von Krankheit. *Antonovsky* geht davon aus, dass es für das Gesundsein genauso gute Gründe gibt wie für das Kranksein. Auch in seinem Konzept ist Gesundheit kein dauernder Zustand, sondern ein Kontinuum auf einer Achse.

---

[89] Antonovsky, A.: Unraveling the mystery of health. How people manage stress and stay well. Jossey-Bass Publishers 1987.

7 Gesundheitsförderung und Prävention

> Der Mensch befindet sich auf irgendeinem Punkt dieser Achse – einmal eher dem „Wohlfühlpunkt" zugewandt, dann wieder eher dem Punkt des „Sich-nicht-so-wohl-Fühlens".

Gesundheitsförderung muss Einfluss auf Wohnen, Arbeiten und Freizeitaktivitäten nehmen.
Projekte wie „gesunde Stadt" und „gesundes Krankenhaus" oder „gesunde Schule" sind in Österreich bereits gut angelaufen und lassen hoffen, dass Gesundheitsförderung immer mehr Gewicht in unserem Alltag bekommt.

Gesundheit wird von Menschen in ihrer Umwelt geschaffen, dort wo sie spielen, lernen, arbeiten, leben und lieben. Ottawa Charta für Gesundheitsförderung WHO 1986

Gesundheits- und Krankenpflegegesetz (GuKG)
§ 11 (1) Der gehobene Dienst für Gesundheits- und Krankenpflege ist der pflegerische Teil der gesundheitsfördernden, präventiven, diagnostischen, therapeutischen und rehabilitativen Maßnahmen zur Erhaltung oder Wiederherstellung der Gesundheit und zur Verhütung von Krankheiten.[90]
§ 14 Der eigenverantwortliche Tätigkeitsbereich umfasst die Informationen über Krankheitsvorbeugung und Anwendung von gesundheitsfördernden Maßnahmen: Diese stehen in Beziehung zu

- *Pflegeprozess*
- *Psychosozialer Betreuung*
- *Mitwirkung an der Pflegeforschung*

Gesundheitsberatung und Gesundheitsförderung beinhalten:

- Erkennen von Problemen und Fehlverhalten in der Gesundheitsversorgung der Person oder der Familie
- Einleiten von gesundheitsförderndem Verhalten, z.B. ballaststoffreiche Ernährung, Bewegung, Impfungen, Hygiene, rücken-

---

[90] GuKG 2., durch. u. erg. Aufl. 1998.

schonendes Arbeiten und Unterstützung bei der Verhaltensänderung
- Einbeziehen der Alltagssituation der Klienten, von deren Ressourcen und bisherigen Bewältigungsstrategien
- Gemeinsam erreichbare Ziele formulieren und Schritte für die Erreichung aufzeigen
- Erarbeiten und Unterstützen von kleinen Netzen zwischen Angehörigen, Nachbarn usw.

Gesundheitsförderung kann den Menschen nicht isoliert von seiner Umgebung sehen, sie betrifft alle Prozesse und Aktivitäten des täglichen Lebens und bezieht auch jeden Menschen mit ein.

Ein wichtiger Ausgangspunkt sollten folgende Fragen sein: Was möchte der Klient bezüglich seiner Gesundheit erreichen und wie kann ich ihn dabei unterstützen, ohne ihn zu bevormunden und seine Wahlfreiheit zu beeinträchtigen?

Gesundheit soll als Ressource und nicht als Ziel selbst gesehen werden, dies ist wahrscheinlich ein pragmatischerer Zugang.

Gesundheitsdienste sollen Teil der gesundheitsfördernden Umwelt sein.

Stimmungsbild einer Pflegeperson der Geriatrie

„Raum und Zeit für Individualität statt Einheitsbrei für alle"

Frau S:

Ich habe meine Ausbildung zur Diplomierten Gesundheits- und Krankenpflegerin im September 1993 abgeschlossen.

Während meiner Ausbildung hörte ich nicht sehr viel von der geriatrischen Pflege. Es gab lediglich etwas Theorie und eine Projektarbeit, bei der wir unsere Vorstellungen von der Altenpflege einbringen konnten.

Es war jedoch nur Theorie. Eine praktische Ausbildung im Langzeitbereich war nicht vorgesehen.

Ich erkannte jedoch, dass ich zu alten Menschen ein sehr gutes Verhältnis aufbauen konnte. Bei der geriatrischen Pflege ist sehr viel Einsatz im zwischenmenschlichen Bereich erforderlich. Diese Beziehungspflege ist auch eine große Bereicherung für meine Persönlichkeit. Sie fängt einen selber auf.

Altenpflege bedeutet jedoch auch große Kraftaufwendung, besonders im psychischen Bereich. Um dem Bewohner Stärke und Rückhalt geben zu können, ist persönliche Stärke notwendig. Man muss jedoch sehr vorsichtig mit den eigenen Ressourcen umgehen.

Wünschenswert wäre, dass der Schwerpunkt noch mehr auf die individuelle Pflege gelegt wird, z.B. sollte Basaler Stimulation mehr Zeit gewidmet werden.

Für uns als Pflegepersonen würde ich mir wünschen, dass die Arbeit in der Geriatrie mehr aufgewertet werden würde. Die Pflege von Langzeitpatienten ist ein spezieller Bereich, daher müsste die Entlohnung dementsprechend erhöht werden.

Den Unterschied zwischen Geriatrie und Akutkrankenhaus sehe ich darin, dass in der Geriatrie in den meisten Fällen der Mensch nicht nur mit einem Krankheitsbild, sondern mit mehreren verschiedenen Krankheitsbildern zu betreuen ist. Der Schwerpunkt liegt in der Pflege. Ganzheitlichkeit und vor allem Individualität stehen im Vordergrund.

Die Pflegepersonen im Langzeitbereich sind in dieser Aufgabe heute durch viele Möglichkeiten an Fortbildung gut geschult und können daher mit alten Menschen besser als früher arbeiten.

Das Berufsbild „Pflege" kann hier gelebt werden.

Glossar

Die Erklärung der Glossografie wurde schon im 5. Jahrhundert vor Christus in Schulen gelehrt. In alexandrinischen Zeiten wurde die Glossografie ein Zweig der grammatischen Studien und führte zur Entwicklung der Lexikografie. Die meisten Glossensammlungen (Glossare) haben sich in griechischen und lateinischen Lexika einer späteren Zeit erhalten.

Das jeweils erklärte Wort bezeichnet man als **Lemma**, die Erklärung als **Interpretament**.

Akut	ernst, aber von kurzer Dauer
Anamnese	griechisch Erinnerung; das Erfragen der Lebensgeschichte eines Patienten (biografische Anamnese) oder der Vorgeschichte einer Krankheit durch den Arzt, Psychotherapeuten oder Beraters
Äthiologie	Lehre von den Ursachen, besonders bei Krankheiten
Äthiologisch	ursächlich, begründet
Benchmarking	systematischer Vergleich und Erfahrungsaustausch
Bewohner	Mensch, der in einer Gemeinschaft lebt (sein Zuhause hat), in der er über einen Zeitraum hinweg seinen Lebensmittelpunkt hat; dies beinhaltet die Deckung der Bedürfnisse wie Ruhe, Essen, Körperpflege, Bewegungsmöglichkeit, Intimsphäre, sich mit persönlich wichtigen Dingen zu umgeben und Besuch empfangen zu können

Beeinträchtigt	verschlechtert, geschwächt, beschädigt, herabgesetzt, verschlimmert, instabil, vermindert
Biografie	Lebensgeschichte
Chronisch	lang anhaltend, gewohnheitsmäßig
Defizit	Fehlbetrag, Mangel
Dezimiert	ganz oder teilweise leer, erschöpft
Diagnose	Unterscheidung, Erkenntnis, Erkennung
Dysfunktional	abnormal, unvollkommen funktionierend
Ergebnis- (Outcome-) Qualität	Grundlage für die Evaluation der erbrachten Leistungen
Ethik	Sittenlehre, Gesamtheit der sittlichen und moralischen Grundsätze (einer Gesellschaft)
Extramural	außerhalb der Stadtmauern befindlich, außerhalb der Wand eines Hohlraumes
Exzessiv	in Menge oder Anzahl größer als notwendig, erwünscht oder nützlich
Geriatrie	Altersheilkunde
Gerontologie	Wissenschaft, die sich mit dem natürlichen Abbau des Gedächtnisses beschäftigt
Gesundheit	Charta von Ottawa (1986), Gesundheit als Mittel zum Zweck, das dem Menschen erlaubt, sein persönliches, soziales und ökonomisches Entwicklungspotenzial voll auszuschöpfen
Herabgesetzt	geringer in Größe, Menge oder Maß

Holistisch	ganz, unversehrt, heil, in der Philosophie des Holismus wird der Mensch in seiner Ganzheitlichkeit gesehen
Interaktion	die Wechselbeziehung zwischen Personen und Gruppen
Intermittierend	in bestimmten Abständen beginnend und endend, periodisch oder zyklisch
Kinästhetik	setzt sich aus den griechischen Begriffen *kinesis* (Bewegung) und *aisthesis* (Wahrnehmung) zusammen und wird für Gesundheitsentwicklungsprogramme von *Frank Hatch* und *Lenny Maietta* seit 1974 verwendet. Die Kinästhetik ist das Studium der menschlichen Bewegung, die für die Aktivitäten des täglichen Lebens erforderlich ist. Hatch und Maietta verwenden den Begriff „Aktivitäten des täglichen Lebens" anders als *Rooper*, *Orem* oder *Juchli* und bezeichnen damit alle Handlungen, aus denen sich unser Alltagsleben zusammensetzt. Die Pflegenden können eine bedeutende Funktion in der Gesundheitsentwicklung übernehmen, wenn sie Fähigkeiten und Gewohnheiten entwickeln, um diejenigen gesunden Ressourcen zu aktivieren, welche selbst beim schwerstkranken Patienten noch vorhanden sind. Ziel ist es, die Bewegungen von Menschen zu erleichtern, Ressourcen zu erkennen und damit die Gesundheit und die Betroffenen in ihrer Selbstständigkeit zu

	fördern. In der Kinästhetik werden Interaktions- und Bewegungskonzepte vorgestellt[91].
Klient	Auftraggeber
Kognitives Denken	das erkennende, urteilende Denken, dem Wahrheit zukommt und das Urteilsfunktion erfordert
Kohärenzsinn	Fähigkeit einer Person, die Welt als sinnvoll, verständlich und beeinflussbar zu erleben
Kooperativ	arbeitsgemeinschaftlich, genossenschaftlich zusammenarbeiten
Kunde	Käufer
Kurativ	medizinisch heilen
Lebensqualität	ist die subjektive Wahrnehmung einer Person von ihrer Stellung im Leben in Relation zur Kultur und zu den Wertsystemen, in denen sie lebt und in Bezug auf ihre Ziele, Erwartungen, Standards und Anliegen. Es handelt sich um ein Arbeitskonzept, das in komplexer Weise beeinflusst wird durch die körperliche Gesundheit, den psychischen Zustand, den Grad der Unabhängigkeit, die sozialen Beziehungen und die hervorstechenden Eigenschaften der Umwelt (Arbeitsgruppe Lebensqualität der WHO).
Leitbild	spiegelt die grundsätzlichen Ziele, Werte und Einstellungen der Organisation wider und wendet sich an die Umwelt, nach außen und nach innen

---

[91] Hatch F., Maietta L.: Kinästhetik. Urban & Fischer 2003.

Mangelhaft	in Größe, Menge oder Maß ungenügend, fehlerhaft, unvollständig
Neurolinguistisches Programmieren (NLP)[92]	Jeder Mensch hat aufgrund seiner sozialen und persönlichen Erfahrungen ein eigenes Weltbild und handelt auch danach, was oft eine Einschränkung seiner Wahlmöglichkeit bedeutet. Gelingt es, dieses Weltbild zu erweitern bzw. differenzierter zu gestalten, stehen auch mehr Wahlmöglichkeiten im Verhalten zur Verfügung. NLP beschreibt die Wechselwirkung von Wahrnehmung, Sprache und unbewussten Verhaltensmustern und soll eine erfolgreiche Kommunikation, zielorientiertes Denken und Handeln für die persönliche Weiterentwicklung lehr- und lernbar machen.
Patient	vom Arzt behandelte oder betreue Person
Palliativ	ganzheitliche Betreuung von Patienten mit einer weit fortgeschrittenen und weiter fortschreitenden Erkrankung und einer begrenzten Lebenserwartung
Progredienz	das Fortschreiten, die zunehmende Verschlimmerung einer Krankheit
Prozess- (Ablauf-) Qualität	umfasst alle Maßnahmen, die während des Versorgungsablaufes ergriffen oder nicht ergriffen werden
Qualitätsmanagement	beschäftigt sich mit professions-, hierarchie- und abteilungsübergreifenden Abläufen,

---

[92] aus den Kursunterlagen des Österreichischen Trainingszentrums für Neurolinguistisches Programmieren.

	um einen kontinuierlichen Qualitätsverbesserungsprozess darzustellen
Ressourcen	noch vorhandene Fähigkeiten und Möglichkeiten
Strukturqualität	umfasst die Charakteristika einer Institution (Einrichtung), Qualität und Quantität der Mitarbeiter und der anderen Ressourcen, die zur Leistungserstellung notwendig sind
Ungenügend	nicht den gewünschten Effekt hervorbringend
Verändert	abweichend von der Grundlinie
Wohlbefinden	ist zunächst ein alltagssprachlicher Begriff zur Bezeichnung eines komplexen subjektiven Bewusstseinszustandes, der grundsätzlich nicht unmittelbar der Beobachtung von außen zugänglich ist

Literatur

Antonovsky A: Unraveling the mystery of health. How people manage stress and stay well. Jossey-Bass Publishers, 1987

Aulbert E, Zech D: Lehrbuch der Palliativmedizin. Schattauer, 1997

Bundesgesetzblatt I, Nr. 60, 2002

Beller F K In: Hauss W H, Oberwittler W (Hrsg) Geriatrie in der Praxis. Springer Verlag 1975

Böhm E: Ist heute Montag oder Dezember? Erfahrungen mit der Übergangspflege, 5. Aufl. Bonn, Psychiatrie Verlag 1996

Böhm E: Psychobiographisches Pflegemodell nach Böhm. Band I: Grundlagen. Wien, München, Bern, Maudrich 1999

Böhm E: Verwirrt nicht die Verwirrten. Neue Ansätze geriatrischer Krankenpflege, 9. Aufl., Bonn, Psychiatrie Verlag 1996

Borchert M et al.: Älterwerden – Lust oder Last. ÖBV, 1991

Brown Dorres P et al.: Unser Körper – Unsere Seele. Über das Älterwerden. Ein Handbuch für Frauen. Rowohlt 1991

Bundesgesetz über Maßnahmen und Initiativen zur Gesundheitsförderung, -aufklärung und -information (Gesundheitsförderungsgesetz – GfG), BGBl. I Nr. 51/1998

Bundespflegegeldgesetz (BPGG) – BGBl. Nr. 110/1993

Cyran W, Halhuber M J: Erotik und Sexualität im Alter. Gustav Fischer Verlag 1992

Dachverband Wiener Pflege- und Sozialdienste: Heimhilfe-Handbuch, 1995

Daimler R: Verschwiegene Lust – Frauen über 60 erzählen von Liebe und Sexualität. Kiepenheuer und Witsch 1991

Dorfmeister G: Die Pflege-Personal-Regelung (PPR) als Österreichische Normungsinstitut Regel (ONR). ökz 2001; 11: 20–24

Dorfmeister G: PflegeManagement. Personalmanagement im Kontext der Betriebsorganisation von Spitals- und Gesundheitseinrichtungen. Wien, Maudrich 1999

Dorfmeister G: PPR-GL – Entwicklung einer Methode zur Personalplanung für die Bereiche der Geriatrie- und Langzeitpflege, auf der Basis der Pflegepersonal Regelung Wien. Projektbericht und Schulungskonzept. Wiener Krankenanstaltenverbund – Generaldirektion 2001

Ehmsen-Höhnl J: Externe Qualitätsbeurteilung und interne Qualitätssicherung. Die behördliche Heimaufsicht im Dialog. Master Report. Universitätslehrgang Sozialmanagement, Johannes Kepler Universität Linz 2002, S. 37

Ertl R, Kratzer U: Hauskrankenpflege wissen – planen – umsetzen. Wien, Facultas Universitätsverlag 2001

Fasching P, Flatz T, Öhlinger R: Qualität im Pflegeheim. Ein praxisorientierter Leitfaden zur Einführung interdisziplinären Qualitätsmanagements und Qualitätssicherung in Pflegeinstitutionen. Wien, Verlag Österreich 1998

Frieling-Sonnenberg W: Das Schweigen durchbrechen – Frühkindliche Erfahrungen und gesellschaftliche Bedingungen bestimmen die Einstellung zur Sexualität im Alter (Teil 2). Altenpflege, 1994, S. 6

Frieling-Sonnenberg W: Pflegebeziehungen: zur Frage der gelebten und nicht gelebten Sexualität der Pflegenden und alten Menschen in Heimen. In: Pflege 1994; 7(4) 302

Fröhlich A: Basale Stimulation – Das Konzept. Düsseldorf, Verlag selbstbestimmtes Leben 1998

Gesundheits- und Krankenpflegegesetz – GuKG. Sonderausgabe, MANZ, 1998

Hatch F, Maietta L: Kinästhetik. Urban & Fischer, 2003

Helmers S: Tabu und Faszination – Über die Ambivalenz der Einstellung zu Toten. Dietrich Reimer Verlag 1989

Internationale Vereinigung für Assessment in der Rehabilitation – IVAR e.V. 1999

Juchli L: Pflege – Praxis und Theorie der Gesundheits- und Krankenpflege. Stuttgart Thieme Verlag 1994

KDA-Fachtagung Dokumentation, Kuratorium Deutsche Altershilfe e.V.: Pflegezeit, Personalbemessung und Fachkräfteanteil in vollstationären Einrichtungen. Köln 2000

KDA-Pressemitteilung, Kuratorium Deutsche Altershilfe e.V. URL: http://www.kda.de/presse/pm101100.htm (Stand 25.6.2001)

Kellnhauser E, Schewior-Popp F, Sitzmann G: Pflege entdecken erleben verstehen – professionell handeln. Stuttgart, Thieme Verlag 2001

Kerres A, Falk J: Sexualität ist kein Privileg der Jugend. Pflegezeitschrift 1995, 9: 552

Kipp J, Jüngling G: Verstehender Umgang mit alten Menschen – Eine Einführung in die praktische Gerontopsychiatrie. Springer-Verlag 1991

Kruijswijk Jansen, Mostert: Pflegeprozess. Ullstein Mosby 1997, S. 5

Langmeier J: Auswirkungen des Reaktivierenden Pflegeprinzips auf Patienten in der Langzeitbetreuung. Unveröffentlichte Hausarbeit. WU Wien, 1995

Listl M: Der Stein des Anstoßes – Das Thema „Sexualität im Alter" schürt die Emotionen. Leserbrief. Altenpflege, 1996, 7: 454

Norton C: Pflege bei Inkontinenz. Urban & Fisher 1999, 7–8

Nydahl P, Bartosek G: Basale Stimulation – Neue Wege in der Intensivpflege, 3. Aufl. München, Urban & Fischer 2000

ÖBIG-Studie „Hauskrankenpflege in Österreich", 1988

Österreichisches Bundesinstitut für Gesundheitswesen: Dienste und Einrichtungen für pflegebedürftige Menschen in Österreich. Übersicht über die Bedarfs- und Entwicklungspläne der Länder, 1999

Peil F et al.: Patientenorientierte Personalplanung und Budgetierung von Pflegeressourcen in Krankenhäusern des Wiener Krankenanstaltenverbundes (PPR-Wien), Projektbericht. Wiener Krankenanstaltenverbund – Generaldirektion 1995

Pelikan G: WMPB Evaluierung, 1998

Perner R A: Scham macht krank – Sexualpädagogik, Sexualberatung, Sexualtherapie. aaptos Verlag, 1997

Pfeil W J: Österreichisches Sozialhilferecht. Verlag des ÖGB, 1989

Reimann H: Das Alter. Einführung in die Gerontologie, 1983

Ringel E: Das Alter wagen – Wege zu einem erfüllten Lebensabend. dtv, 1994

Rosenmayr L: Die Kräfte des Alters. Edition Atelier, 1990

Scharb B: Sexualität im Alter. Ein Tabuthema – für Großeltern und Enkel? CliniCum 1995, 66

Schmid T: Älter werden in Österreich. Bundesministerium für Arbeit, Gesundheit und Soziales. URL: http://www.demokratiezentrum.org/download/schmid.pdf (Stand 19.12.2001)

Schützendorf E: Ekel und Erregung – Konfrontation mit Sexualität in der Altenpflege. Altenpflege 1996, 5: 355

Stefan H, Allmer F et al.: Praxis der Pflegediagnosen. Wien, Springer-Verlag 2000

Strobl J. In: Bausteine der Gesundheits- und Krankenpflege. Wien, Maudrich 2000

Sulner M: Goldener Oktober – Es gibt ein Triebleben nach dem Rentenbescheid. Spiegel Spezial 1993, 3: 59

Van Steelandt T et al.: WMPB – Wiener Modell Personalbedarfsberechnung, Projektbericht. Wiener Krankenanstaltenverbund – Generaldirektion, 1995

Werner B: Konzeptanalyse Basale Stimulation®. 2. Aufl., Bern, Verlag Hans Huber 2000

Wild M: Pflege. Stuttgart, Thieme 2000

Zegelin A (Hrsg.): Sprache und Pflege. Ullstein Mosby 1997

Autorenverzeichnis

Charlotte Sühs, DGKS Stationsschwester
Magistratsabteilung 47
Servicestelle Aufnahme in Wohn- und Pflegeheime
Neutorgasse 15
1010 Wien
Telefon: 53114/85782
Mail: suc@m47.magwien.gv.at

Hildegard Menner, DGKS Oberschwester
Geriatriezentrum Klosterneuburg
Martinstraße 28-30
3400 Klosterneuburg /NÖ
Telefon: 02243 32125/1402
Mail: hildegard.menner@wienkav.

Gabriele Thür, DGKS Oberschwester
SMZ Floridsdorf Geriatriezentrum
Hinaysgasse 1
1210 Wien
Telefon 27522/8005
Mail: gabriele.thuer@wienkav.at

Brigitte Braunschmidt, DGKS Lehrer für
Gesundheits- und Krankenpflege
Schule für Gesundheits- und Krankenpflege
Krankenanstalt Rudolfsstiftung
Juchgasse 25
1030 Wien
Telefon: 71165/5025
Mail: brigitte.braunschmidt@wienkav.at

Brigitte Scharb, DGKS
Verein Senium
Telefon: 3746656
Mail: office@senium.at

Michael Frank, DGKP Lehrer für
Gesundheits- und Krankenpflege
SMZ Ost Schule für
Gesundheits- und Krankenpflege
Langobardenstrasse 122
1220 Wien
Telefon: 28802/ 5311
Mail: michael.frank@wienkav.at

Günter Dorfmeister, DGKP Pflegevorsteher
SMZ Ost - Donauspital
Langobardenstrasse 122
1220 Wien
Telefon: 28802/2208
Mail: günter.dorfmeister@wienkav.at

SpringerMedizin

Gerald Gatterer (Hrsg.)
Multiprofessionelle Altenbetreuung

Ein praxisbezogenes Handbuch

2003. XX, 413 Seiten. 15 Abbildungen.
Broschiert **EUR 39,80**, sFr 64,–
ISBN 3-211-83812-0

Erstmalig im deutschen Sprachraum wird in diesem Handbuch die Altenbetreuung aus der Sichtweise von unterschiedlichen Fachdisziplinen präsentiert. Namhafte Fachleute aus den Bereichen der Altenpflege, Medizin, Psychologie und Therapie sowie Angehörige von Betroffenen bzw. von Selbsthilfegruppen erläutern praxisbezogene Maßnahmen zur Lösung von leichteren bis schwerwiegenden Problemen, die mit dem Älterwerden verbunden sind. Von den Themenkreisen werden sowohl stationäre und ambulante Versorgungsstrukturen, Diagnostik und Therapie psychischer Erkrankungen im Alter, als auch Rehabilitation, Kommunikation, Psychotherapie, Palliativmedizin und alternative Betreuungsformen ausführlich behandelt.

Dieses Praxishandbuch gibt allen professionellen Helfern der Altenpflege sowie den Angehörigen von Betroffenen einen praxisrelevanten Überblick zur Betreuung und Versorgung von älteren Menschen.

„... ein umfassendes Werk ... das keinen Aspekt der Betreuung und Versorgung auslässt ... Dieses Buch ist nicht nur als Handbuch sehr informativ, es ist anschaulich geschrieben und gut zu lesen. Es ist allen ans Herz zu legen, die sich den Herausforderungen des Alters stellen müssen und wollen ..."

Mitteilungen der Sanitätsverwaltung

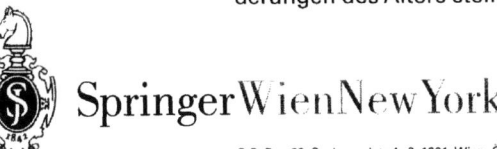

SpringerWienNewYork

P.O. Box 89, Sachsenplatz 4–6, 1201 Wien, Österreich, Fax +43.1.330 24 26, e-mail: books@springer.at, **www.springer.at**
Haberstraße 7, 69126 Heidelberg, Deutschland, Fax +49.6221.345-4229, e-mail: orders@springer.de
P.O. Box 2485, Secaucus, NJ 07096-2485, USA, Fax +1.201.348-4505, e-mail: orders@springer-ny.com
EBS, Japan, 3–13, Hongo 3-chome, Bunkyo-ku, Tokyo 113, Fax +81.3.38 18 08 64, e-mail: orders@svt-ebs.co.jp

SpringerMedizin

Gerald Gatterer, Antonia Croy
Geistig fit ins Alter 2

Neue Gedächtnisübungen

2004. IV, 101 Seiten.
Broschiert **EUR 19,90**, sFr 32,–
ISBN 3-211-00822-5

Der zweite Band des erfolgreichen Buches „Geistig fit ins Alter" bietet einerseits neue spezielle Übungen zur Vorbeugung von Gedächtnisstörungen, aber auch einfachere Trainingseinheiten für bereits an Alzheimer erkrankte Personen. Die Übungen des ersten Abschnittes zur Prävention betreffen primär die Bereiche Neulernen, logisches Denken, Konzentration, Geschwindigkeit und Flexibilität der Denkabläufe.

Der zweite Abschnitt beinhaltet zusätzlich Aufgaben zu den Themen Allgemeinwissen, Wortschatz, lebenspraktische Fertigkeiten und Rechenfähigkeit. Die einzelnen Bereiche sind logisch aufeinander abgestimmt, wodurch ein gezieltes Training ermöglicht wird. Zusätzlich werden auch praktische Hilfen und Unterstützung für die Betreuungspersonen angeboten. Der Serviceteil am Ende des Buches bietet wichtige Kontaktadressen für Deutschland, Österreich und die Schweiz.

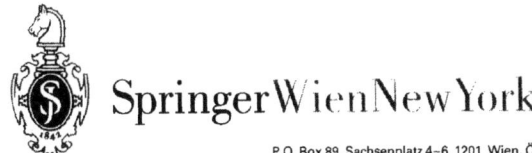

P.O. Box 89, Sachsenplatz 4–6, 1201 Wien, Österreich, Fax +43.1.330 24 26, e-mail: books@springer.at, **www.springer.at**
Haberstraße 7, 69126 Heidelberg, Deutschland, Fax +49.6221.345-4229, e-mail: orders@springer.de
P.O. Box 2485, Secaucus, NJ 07096-2485, USA, Fax +1.201.348-4505, e-mail: orders@springer-ny.com
EBS, Japan, 3-13, Hongo 3-chome, Bunkyo-ku, Tokyo 113, Fax +81.3.38 18 08 64, e-mail: orders@svt-ebs.co.jp

SpringerMedizin

Gerald Gatterer, Antonia Croy
Geistig fit ins Alter

Neue Gedächtnisübungen für ältere Menschen

2002. IV, 77 Seiten. Zahlreiche farbige Abbildungen.
Broschiert **EUR 17,80**, sFr 28,50
ISBN 3-211-83675-6

Das Trainingsbuch „Geistig fit ins Alter – Neue Gedächtnisübungen für ältere Menschen" ist die Fortsetzung des erfolgreichen Buches „Nimm dir Zeit für Oma und Opa". Die Leser finden darin einerseits wichtige Hinweise über den Aufbau unseres Gedächtnisses, andererseits werden verschiedene Möglichkeiten aufgezeigt, wie das Gedächtnis auch im Alter weiterhin trainiert werden kann. In dieser Ausgabe sind die Übungseinheiten für die Bereiche „geistig gesunde, ältere Menschen", „solche mit leichten Gedächtnisstörungen" und „Personen mit stärkeren Beeinträchtigungen" jeweils getrennt dargestellt. Dadurch wird ein gezieltes, dem eigenen Leistungsniveau entsprechendes, Üben möglich. Die einzelnen Aufgaben fördern die Bereiche Orientierung im Alltag, Gedächtnis, Konzentration, Wortflüssigkeit, logisches Denken und Selbstständigkeit. Die Übungen sind auch für bereits an Alzheimer erkrankte Personen sehr gut geeignet. Weiters werden auch praktische Hilfen und Unterstützung für die Betreuungspersonen angeboten.

„... Dieses Buch theoretisiert nicht, sondern es bringt Beispiele, wie Menschen der verschiedensten Anlagen bzw. mit unterschiedlichen Schwächen ihr Gehirn trainieren können ..."

Rundschau Wels

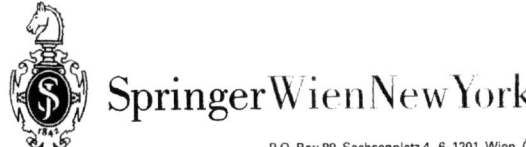

P.O. Box 89, Sachsenplatz 4–6, 1201 Wien, Österreich, Fax +43.1.330 24 26, e-mail: books@springer.at, **www.springer.at**
Haberstraße 7, 69126 Heidelberg, Deutschland, Fax +49.6221.345-4229, e-mail: orders@springer.de
P.O. Box 2485, Secaucus, NJ 07096-2485, USA, Fax +1.201.348-4505, e-mail: orders@springer-ny.com
EBS, Japan, 3–13, Hongo 3-chome, Bunkyo-ku, Tokyo 113, Fax +81.3.38 18 08 64, e-mail: orders@svt-ebs.co.jp

SpringerMedizin

Brigitte Scharb
Spezielle validierende Pflege

Neue Gedächtnisübungen

Mit Geleitworten von Charlotte Staudinger und Alfred Huber.
Zweite, verbesserte und erweiterte Auflage.
2001. XVIII, 272 Seiten. 3 Abbildungen.
Broschiert **EUR 38,–**, sFr 61,–
(Unverbindliche Preisempfehlung)
ISBN 3-211-83507-5

Die „Spezielle validierende Pflege" ist ein von Brigitte Scharb entwickeltes geriatrisches Pflegemodell, welches die Befriedigung psychosozialer Grundbedürfnisse desorientierter, hochbetagter Personen im Rahmen des Pflegeprozesses zum Ziel hat. In diesem individuellen Pflegekonzept wird die Bewahrung und Förderung vorhandener Kompetenzen der Klienten dauerhaft unterstützt und ein Absinken in ein Stadium stärkerer Desorientiertheit nach Möglichkeit verhindert. Dies basiert auf einer präzisen Dokumentation und Biographieerhebung und erfolgt unter Einsatz validierender Techniken bzw. Pflegemaßnahmen.

Im umfangreichen Praxisteil wird anhand von vier Pflegedokumentationen der Einsatz der speziellen validierenden Pflege anschaulich vorgestellt. Das Buch ist ein hilfreicher Ratgeber für Pflegepersonal und pflegende Angehörige, der das Verständnis für desorientierte Patienten und damit die Pflege derselben fördert.

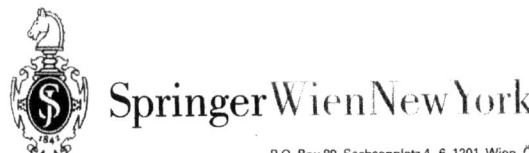

P.O. Box 89, Sachsenplatz 4–6, 1201 Wien, Österreich, Fax +43.1.330 24 26, e-mail: books@springer.at, **www.springer.at**
Haberstraße 7, 69126 Heidelberg, Deutschland, Fax +49.6221.345-4229, e-mail: orders@springer.de
P.O. Box 2485, Secaucus, NJ 07096-2485, USA, Fax +1.201.348-4505, e-mail: orders@springer-ny.com
EBS, Japan, 3–13, Hongo 3-chome, Bunkyo-ku, Tokyo 113, Fax +81.3.38 18 08 64, e-mail: orders@svt-ebs.co.jp

*Springer-Verlag
und Umwelt*

ALS INTERNATIONALER WISSENSCHAFTLICHER VERLAG sind wir uns unserer besonderen Verpflichtung der Umwelt gegenüber bewusst und beziehen umweltorientierte Grundsätze in Unternehmensentscheidungen mit ein.

VON UNSEREN GESCHÄFTSPARTNERN (DRUCKEREIEN, Papierfabriken, Verpackungsherstellern usw.) verlangen wir, dass sie sowohl beim Herstellungsprozess selbst als auch beim Einsatz der zur Verwendung kommenden Materialien ökologische Gesichtspunkte berücksichtigen.

DAS FÜR DIESES BUCH VERWENDETE PAPIER IST AUS chlorfrei hergestelltem Zellstoff gefertigt und im pH-Wert neutral.

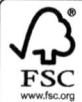
MIX
Papier aus verantwortungsvollen Quellen
Paper from responsible sources
FSC® C105338

If you have any concerns about our products,
you can contact us on
ProductSafety@springernature.com
In case Publisher is established outside the EU,
the EU authorized representative is:
**Springer Nature Customer Service Center GmbH
Europaplatz 3, 69115 Heidelberg, Germany**

Printed by Libri Plureos GmbH
in Hamburg, Germany